何でも調べればわかる今、レジデントノートがめざすもの

創刊 24 年目となったレジデントノート。
皆さまの声を聞きながら、
「研修医が現場で困っていること」や「意外と教わらないこと」、
「研修中に必ず身につけたいこと」を取り上げます。

そして、研修医に必要なことをしっかり押さえた、
具体的でわかりやすい解説を大切にします。

救急外来や病棟はもちろん、新しい科をローテートするとき、
あるテーマについて一通り勉強したいときも
ぜひ本誌をご活用ください。

私たちはこれからも読者の皆さまと
ともに歩んでいきます。

研修医を応援する単行本も続々発刊！

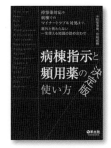
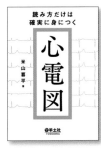
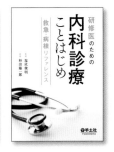
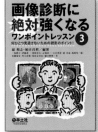
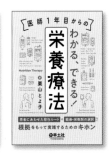

羊土社

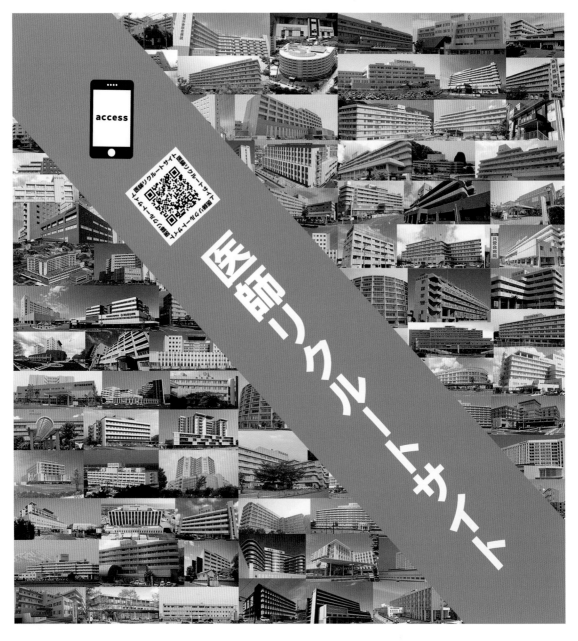

レジデントノート

contents

2023 **3**
Vol.24-No.18

特集

救急・病棟でデキる！
糖尿病の診かたと
血糖コントロール

緊急時対応から患者教育まで、
帰宅後も見据えた血糖管理のコツを教えます

編集／三澤美和（大阪医科薬科大学 総合診療科）

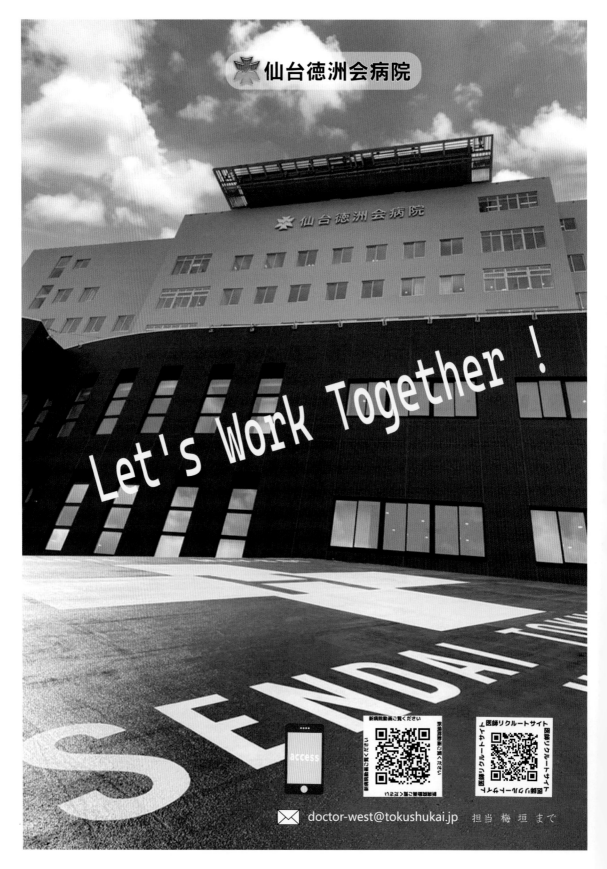

レジデントノート
contents
2023 Vol.24-No.18 **3**

連 載

※「よく使う日常治療薬の正しい使い方」はお休みさせていただきます．

市民の生命と健康を守るため、常に医療の質の向上に努め、患者中心の恕いやりのある医療を提供します！

見学随時受付中

専攻医 募集中！

2024年度専門研修プログラム専攻医募集科

救 急 科　①救急科単独　②救急科＋外科

| 外 科 | 内 科 | 総合診療科 | 整形外科 |

連携施設として研修可能です！

| ・脳神経外科 | ・小児科 | ・泌尿器科 | ・麻酔科 | ・産婦人科 | ・病理 |
| ・耳鼻咽喉科 | ・皮膚科 | ・放射線科 | ・精神科 | ・麻酔科 | ・眼科 |

八戸市立市民病院
Hachinohe City Hospital.　since1958

〒031-8555
青森県八戸市田向3丁目1－1
担当事務：臨床研修センター主査　坂本智英
電　　話：0178-72-5012（直通）
ＦＡＸ：0178-72-5115
Ｅ－mail：senmon-kensyu@hospital.hachinohe.aomori.jp

【病院概要】（令和3年度）

●総病床数628床　病床利用率93.5％
　（一般572床　精神50床　感染症6床）
●年間救急車搬入台数　5,305台
●1日平均外来患者数　1,131人
●1日平均入院患者数　　546人
●ドクターカー3台（出動約1,400件／年）
●ドクターヘリ1機（出動約　440件／年）

見学のお申込み・お問合せ

☎ 0178-72-5012（直通）

E-mail：senmon-kensyu@hospital.hachinohe.aomori.jp

お気軽にお問合せください！

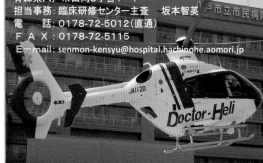

Case1

実践！画像診断 Q&A - このサインを見落とすな

食道癌治療中に吐血した60歳代男性

（出題・解説）**井上明星**

WEBで読める！

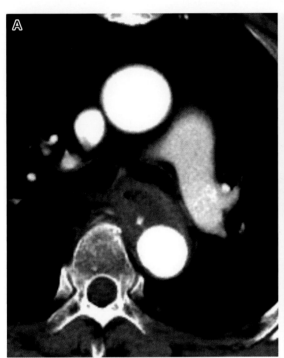

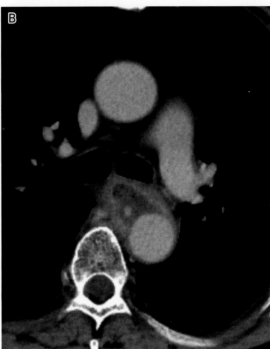

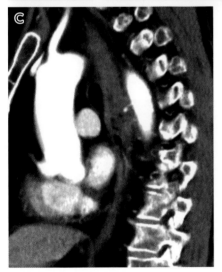

図1　造影CT
A）動脈相（軸位断），B）遅延相（軸位断），
C）動脈相（矢状断）.

Akitoshi Inoue（滋賀医科大学 放射線医学講座）

病歴

60歳代男性．切除不能局所進行食道癌に対して化学放射線治療後に免疫チェックポイント阻害薬で治療中であった．胸部不快感と吐血があり救急搬送された．

バイタルサイン：血圧73/59 mmHg，心拍数132回/分，体温36.3℃，SpO₂ 96 %.

血液検査所見：Ht 21.7 % , Hb 7.3 g/dL， WBC 15,600/μL， PLT 4.71×10⁶/μL， TP 5.1 g/dL， Alb 2.4 g/dL， CRP 6.74 mg/dL.

問題

Q1：食道内の高吸収域は何か？
Q2：吐血の原因（診断）は何か？

本症例はweb上での連続画像の参照を推奨します．

web上にて本症例の全スライスが閲覧可能です．

Answer
3109

解答 胸部下行大動脈食道瘻

A1：仮性動脈瘤（pseudoaneurysms）
A2：大動脈食道瘻

解 説　大動脈ステントグラフト内挿入術による緊急止血が行われた．食道との瘻孔の影響で感染のリスクが高いと考えられ，1週間後に食道亜全摘術および下行大動脈置換術が行われた．感染コントロールを行い，さらに2カ月後に食道再建術が行われた．

　一般的に上部消化管出血では，出血源の同定，診断から止血までを迅速に行うことができる内視鏡がCTよりも優先される．しかしながら，内視鏡では内腔側から病変を観察する性質上，壁外病変の診断には不向きである．内視鏡所見で症状を説明できる病変が見つからない場合には，CTで壁外病変の検索をする必要がある．非造影CTでは出血後の痕跡が消化管内の凝血塊や高濃度内容物として，造影CTでは動脈性活動性出血，あるいはその類似の病態がそれぞれ造影剤の漏出像（extravasation）や仮性動脈瘤（pseudoaneurysm）として描出される（図1）．消化管出血の診断を目的とした場合の造影CT検査では，2相以上の造影時相（例：動脈相と遅延相）を撮影することが必須である．Extravasationとは動脈相と遅延相の間で造影剤が拡がっていく画像所見をいう．一方，仮性動脈瘤は両時相で形態が変化しないもので，周囲組織や血腫によるタンポナーデ効果で出血が何とか制御されている状態をいう[1]．厳密にいえば，仮性動脈瘤は"活動性"の動脈性出血ではないが，容易にextravasationに移行しうる病態であるため，extravasationに準じた対応が望まれる．なお，本症例では造影剤のpoolingは2相ともほぼ同じ大きさであり，仮性動脈瘤と考えられた．

　大動脈食道瘻の大半は胸部大動脈瘤の食道穿通により発症するが，本症例のように食道からの大動脈穿通でも大動脈食道瘻を生じうる．化学放射線療法は切除不能進行食道癌に行われる治療であるが，10〜20％に穿孔・穿通といった重篤な合併症をきたすことが知られている．瘻孔の大きさと周囲組織のタンポナーデ効果の関係で，大量出血，警告出血に続いて大量出血，あるいは間欠性出血をくり返す場合など，さまざま臨床経過をとりうる．いずれにせよ，未治療の場合は致死的である．

　根治的治療は食道切除と人工血管置換術であるが，切除不能進行食道癌治療中の患者では侵襲が大きい．そのため，ステントグラフト内挿術での止血が選択されることがある．初期成功率は約90％と報告されているが，長期的にはステントグラフト感染や再発が問題となる．そこで，大動脈ステントグラフトで一時的に止血を行ってから根治的開胸手術を行うbridging surgeryが提唱されており，遠隔期死亡率はステントグラフト内挿術で52.5％，bridging surgeryで25％と報告されている[2]．

　消化管出血で壁外に原因がある場合は造影CTが診断に貢献する場合があり，その画像所見の解釈を知っておくことが大切である．

引用文献

1) Guglielmo FF, et al：Gastrointestinal Bleeding at CT Angiography and CT Enterography：Imaging Atlas and Glossary of Terms. Radiographics, 41：1632-1656, 2021（PMID：34597220）

2) Canaud L, et al：Thoracic endovascular aortic repair in management of aortoesophageal fistulas. J Vasc Surg, 59：248-254, 2014（PMID：24199764）

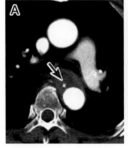 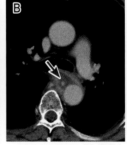 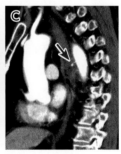

図1　造影CT
A）動脈相（軸位断），B）遅延相（軸位断），C）動脈相（矢状断）．
食道背側で壁の連続性がみられず，潰瘍形成が示唆される．動脈相では内部には造影剤のpoolingがみられ（A➡），遅延相においてもサイズに増大はなく，大動脈と同程度に増強されている（B➡）．矢状断像で観察すると胸部下行大動脈と連続していることがわかる（C➡）．

Case2

労作時呼吸困難のある40歳代女性

（出題・解説）島田昭和，早稲田優子

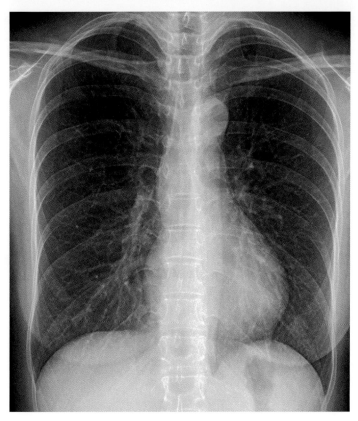

図1　胸部単純X線写真

病歴

症例：40歳代女性．**主訴**：労作時呼吸困難，全身倦怠．**既往歴**：脳梗塞（30歳代時），非活動性B型肝炎，アトピー性皮膚炎．**喫煙**：なし．**飲酒**：なし．

現病歴：6年前に全身痙攣にて近医を受診，頭部MRIで左前頭葉脳梗塞と診断され入院，保存的治療にて経過観察となっていた．3年前に転居し，脳梗塞の経過観察目的で当院へ紹介となった．その際に胸部単純X線写真にて異常を指摘され，慢性的な労作時呼吸困難と全身倦怠も認めたことから当科紹介となった．

身体所見：身長152.7cm，体重48.5 kg，体温36.5℃，血圧130/80 mmHg，脈拍60回/分，呼吸数18回/分，SpO2 98％（室内気），意識清明，心雑音なし，呼吸音清，左右左なし．

血液検査：WBC 4,900/μL（好中球44.5％，リンパ球31.9％，好酸球16.7％，単球6.3％），Hb 11.4 g/dL，Plt 21.7万/μL，AST 20 IU/L，ALT 17 IU/L，LD 202 IU/L，BUN 12 mg/dL，Cr 0.58 mg/dL，CRP 0.04 mg/dL．

動脈血ガス分析（室内気）：pH 7.43，PaCO2 35.4 Torr，PaO2 78.8 Torr，AaDO2 27.0 Torr．

問題

Q1：胸部単純X線写真（図1）の所見は？

Q2：診断のためにさらに必要な検査は？

Akikazu Shimada, Yuko Waseda（福井大学医学部附属病院 呼吸器内科）

Answer

ある1年目の研修医の診断

右下肺野の心臓近くに結節影があるように見えます．そういえば血管影も目立つように見え，結節影も重なっているように見えます．精査のため胸部造影CT検査を予定します．

解答 Osler病に伴う肺動静脈奇形

A1：胸部単純X線（図1）では，右下肺野心陰影近くに血管拡張ならびに連続した結節影を認める．

A2：より詳細な情報を得るため胸部造影CT検査を施行する．

解説

本症例は胸部単純X線写真で右下肺野に結節影を認め，それらに連続する血管拡張も認めたことから肺動静脈奇形が疑われた（図1）．また動脈血ガス分析ではPaO_2の軽度低下，A-aDO_2の開大を認めたことから，主訴である労作時呼吸困難，慢性的な全身倦怠はこれらに起因するものの可能性が考えられた．

胸部造影CT検査では肺動脈からつながる流入血管→肺動静脈奇形→流出血管を経て肺静脈へと戻る構造が確認でき（図2），追加で行った腹部造影CT検査では肝門脈静脈シャントを認めた．脳造影MRI検査では異常を確認できなかった．

病歴聴取，診察にて幼少期より自然かつ反復する鼻出血が続いており，口腔粘膜の末梢血管拡張所見も認めたことから，肺，肝の血管奇形と合わせてOsler病に伴う肺動静脈奇形と診断した．Osler病は反復する鼻出血（成人では90％以上），皮膚粘膜の末梢血管拡張，内臓病変（動静脈奇形），常染色体優性遺伝を4徴候とする全身性血管疾患である[1]．本患者にはOsler病の家族歴はなかった．

本症例では労作時呼吸困難，全身倦怠といった自覚症状や30歳代時に奇異性塞栓症と思われる脳梗塞を発症していたことから治療適応と考え，経カテーテル塞栓術を施行した（図3）．

肺動静脈奇形ではその低侵襲性から経カテーテル塞栓術が第一選択である．治療適応として流入動脈径が3mm以上のものとする報告が多いが，1mm程度の流入動脈径の肺動静脈奇形でも奇異性塞栓や脳膿瘍のリスクは上がるという報告に基づき，最近ではカテーテルが挿入可能なものはすべて塞栓術の適応とする施設もみられる[2]．本患者の場合，流入動脈径は約2mmと1mmであった．

治療前にはmMRC息切れスケールGrade2の労作時呼吸困難と強い全身倦怠があり，1日の大半を横になって過ごし，通院も夫に伴われての来院であったが治療後はそれらがほぼ改善し，1人での通院も可能となった（治療後動脈血ガス分析：pH 7.41，$PaCO_2$ 37.4 Torr，PaO_2 89.4 Torr，AaDO_2 13.6 Torr）．

引用文献
1）厚生労働科学研究費補助金 難治性疾患政策研究事業：難治性呼吸器疾患・肺高血圧症に関する調査研究 http://irdph.jp/
2）Trerotola SO & Pyeritz RE：PAVM embolization: an update. AJR Am J Roentgenol, 195：837-845, 2010（PMID：20858807）

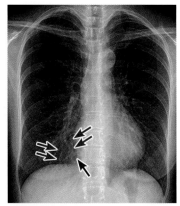

図1 胸部単純X線写真
右下肺野に血管拡張（➡）とそれに連続した結節（➡）を認める．

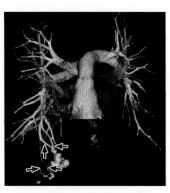

図2 胸部造影CTの3DCT画像
流入動脈（➡），流出静脈（➡）と2つの肺動静脈奇形が確認できる．

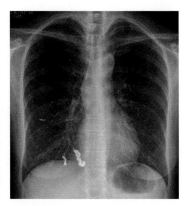

図3 経カテーテル塞栓術後胸部単純X線写真
術中右中肺野にもわずかであったが造影剤漏出を認めたため塞栓術を施行している．術前画像検査では所見を見つけるのは困難であった．

本コーナーはオンラインでもご覧いただけます：www.yodosha.co.jp/rnote/gazou_qa/index.html

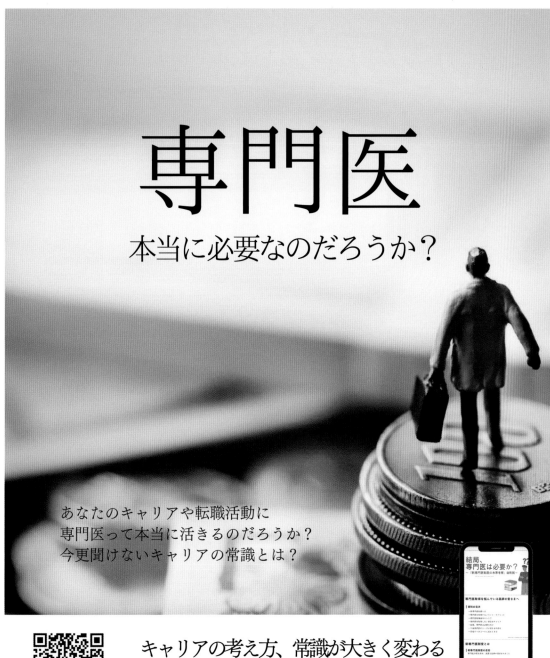

専門医

本当に必要なのだろうか？

あなたのキャリアや転職活動に
専門医って本当に活きるのだろうか？
今更聞けないキャリアの常識とは？

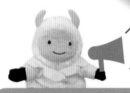

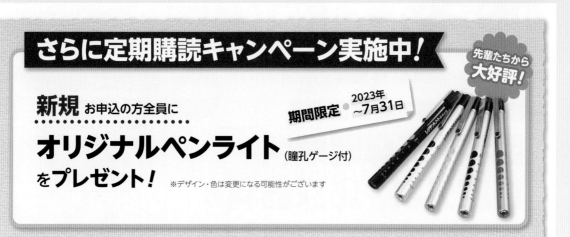
新刊・近刊のご案内

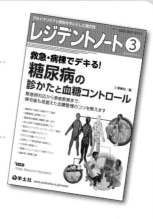

月刊　"実践ですぐに使える"と大好評！

4月号
(Vol.25-No.1)
抗菌薬ファーストタッチ (仮題)
編集／山口裕崇

5月号
(Vol.25-No.3)
医師の文書作成、はじめの一歩 (仮題)
編集／大塚勇輝, 大塚文男

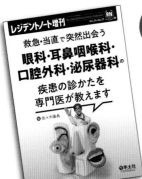

増刊　1つのテーマをより広く, より深く, もちろんわかりやすく！

Vol.24-No.17
(2023年2月発行)
救急・当直で突然出会う
眼科・耳鼻咽喉科・口腔外科・泌尿器科の
疾患の診かたを専門医が教えます
→p.3116もご覧ください！
編集／佐々木陽典

Vol.25-No.2
(2023年4月発行)
まず当ててみようPOCUS
編集／瀬良　誠

以下続刊…

随時受付！
右記からお申込み
いただけます

● お近くの書店で ➡ レジデントノート取扱書店 (小社ホームページをご覧ください)
● ホームページから ➡ www.yodosha.co.jp/rnote/
● 小社へ直接お申込み ➡ TEL 03-5282-1211 (営業)　FAX 03-5282-1212

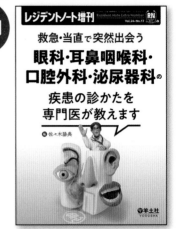

救急・病棟でデキる！ 糖尿病の診かたと 血糖コントロール

緊急時対応から患者教育まで、 帰宅後も見据えた血糖管理のコツを教えます

特集にあたって
血糖指示もこわくない！ ワンランク上の研修医をめざして

三澤美和

今日もきっと出会う糖尿病の患者さんのために

全国の研修医の皆さん，こんにちは．今年度も終わりが近づき，この1年も成長できる年になったでしょうか．実際医師免許を手にして，現場で患者さんにかかわる今，どんな景色が見えていますか？

2016年に行われた厚生労働省の「国民健康・栄養調査」では，20歳以上の糖尿病の可能性が否定できない人（糖尿病予備軍）と糖尿病が強く疑われる人（糖尿病を有すると考えられる人）の合計は日本人口の約24％，合計2,000万人に上ると考えられています（図）[1]．

20歳以上の人だけで24％ですから，日本人の4人に1人くらいは糖尿病または予備軍に準じる状況であり，臨床の現場で糖尿病の人に出会わない日はないと考えられます．糖尿

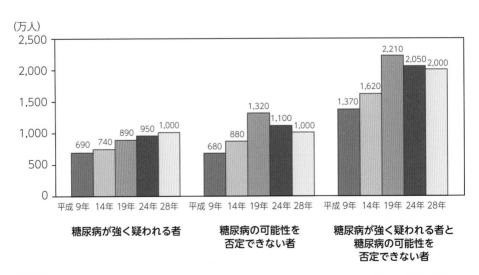

図　「糖尿病が強く疑われる者」，「糖尿病の可能性を否定できない者」の推計人数の年次推移（20歳以上，男女計）（平成9年，14年，19年，24年，28年）
文献1より引用．

病内科以外の研修中も，基礎疾患として糖尿病をもっている人は毎日のように診療していくはずです．糖尿病は本当にコモンな疾患で，私たち医療者ももちろん，**身の周りにも糖尿病を抱えながら生活をしている人はたくさんいることを知っていてください**．

患者さんが抱える想いを想像しよう

　2022年11月，日本糖尿病協会は日本糖尿病学会と連携して「糖尿病」という名称の変更を検討する方針を発表しました[2]．糖尿病の患者さん約1,000人のアンケートで，8割の人が病名に何らかの抵抗感・不快感をもって変更を希望しているということがわかったことが大きな理由です．「糖尿病」という言葉を使わなくなる日も近いかもしれません．想像してみてください．もしあなた自身が「糖尿病」と診断を受け，食事のこと，運動のこと，生活のこと，通院・薬など今後の人生で「ずっと」続くとしたら？

　研修生活では多くの患者さんを診断や治療の観点から診ることと思いますが，大切なことは**一人ひとりの患者さんが病気に対する想いや，不安，葛藤といったさまざまな感情を抱え，誰一人同じではない「病いの経験」をしている**ということです[3]．これは糖尿病に限らずすべての患者さんにいえることで，皆さんが医師として成長していく過程でいつも心の隅に忘れずにいてほしいと思います．また糖尿病に関する差別や偏見をなくしていこうという活動も活発になってきました．日本糖尿病学会と日本糖尿病協会が共同で出しているポスターや声明もぜひのぞいてみてください[4]※．きっと今日から目の前の糖尿病を抱える患者さんにやさしくなれると思います．

※ 日本糖尿病学会・日本糖尿病協会合同：アドボカシー活動[3]：
https://www.nittokyo.or.jp/modules/about/index.php?content_id=46

血糖指示をスマートに！デキる研修医になるために

　本特集では研修医の皆さんが糖尿病の患者さんを診るうえで困るであろうトピックを，病棟での場面と救急での場面を想定して，経験豊富な皆さんの先輩方がこころを込めてまとめました．小児科研修や産婦人科研修中に糖尿病の子どもさんや妊産婦さんを担当することもありますので，これらも内容に盛り込みました．

「先生，インスリンの指示ください」
「先生，"スケール"入れておいてください」
「先生，低血糖指示入ってないですよ！」
「先生，パニック値です．救急の患者さん，血糖が1,000 mg/dLです！」

そんな連絡がきたときにかっこよく的確な指示をするデキる研修医をめざして，ぜひ先輩が込めたメッセージを読んでほしいと思います．

研修医の皆さんはちょうどコロナ禍のなか，不自由な学生実習を経てさまざまな制約のある研修医生活を送ってらっしゃるはずですが，どんな状況でも医師として働けることに喜びを感じて，そして何より日々の「臨床」を楽しんでくださいね．この特集を通じて皆さんが少しでも成長できることを心から願っています．

引用文献

1）厚生労働省：平成28年 国民健康・栄養調査結果の概要
   https://www.mhlw.go.jp/file/04-Houdouhappyou-10904750-Kenkoukyoku-Gantaisakukenkouzoushinka/kekkagaiyou_7.pdf

2）日本糖尿病協会：糖尿病について、ご一緒に考えてみませんか？
   https://www.nittokyo.or.jp/modules/information/index.php?content_id=196

3）Stewart M, et al：The First Component: Exploring Health, Disease, and the Illness Experience.「Patient-Centered Medicine Transforming the clinical method, 3rd Edition」(Stewart M, et al, eds), pp35-66, CRC Press, 2013

4）日本糖尿病学会，日本糖尿病協会：日本糖尿病学会・日本糖尿病協会 アドボカシー委員会設立〜糖尿病であることを隠さずにいられる社会づくりを目指して〜．2019
   http://www.fa.kyorin.co.jp/jds/uploads/advocacy_pressrelease.pdf

Profile

三澤美和（Miwa Misa）

大阪医科薬科大学病院 総合診療科
2005年滋賀医科大学卒．家庭医療専門医，糖尿病専門医，総合内科専門医．
医学部5年生のときに家庭医療に出会い，幅広く患者さんの健康問題に対応し，心理社会的問題を含めたまるごと「人」を診られる医師にあこがれ経験を積んできました．尊敬する家庭医の大先輩の言葉を借りて，気持ちはいつも「万年研修医」です．
"医師として学ぶことをやめるときは引退するとき"．
日々楽しく，泣いたり笑ったりしながら患者さんの人生をほんの少しお手伝いできるような診療をこころがけています．

【第1章：糖尿病患者さんを担当！　病歴聴取と診察がデキる】

糖尿病ってどんな疾患？
糖尿病の病態と診断までの基本

福家智也

① 糖尿病の病態の本質は，インスリン作用不足である
② HbA1cだけでは糖尿病は診断できない
③ 糖尿病治療の目標設定は"個別化"がキーワード

はじめに

　　糖尿病は，漠然と「血糖値を下げる薬」を使いHbA1cが下がれば治療ができている，と思われてしまうことがありますが，もちろん大きな誤解です．個々人の糖尿病の病態・特徴を正しく把握し，その病態に応じた治療をすることが，長期間にわたって糖尿病を良好にコントロールするための重要な課題になります．本稿では，その糖尿病の病態，診断，初期評価，治療目標について概説していきます．

症例

　52歳女性．
　口渇・多飲・多尿を主訴に近医を受診し高血糖（空腹時血糖282 mg/dL）が判明し当院を紹介受診．身長159 cm，体重71 kg，BMI 28 kg/m²，健診歴は35歳頃が最後．**飲酒**：ビール1,500 mL＋ワイン/日，**喫煙**：10本/日×36年間．**家族歴**：父が糖尿病．
　意識清明で活気あり．随時血糖257 mg/dL，HbA1c 10.4％，尿ケトン体定性（2＋）．
　介護をしていた父親が2年前に他界し，以降惣菜と外食中心の生活になり著明に体重増加（57 kg→71 kg）していた．
　病歴と生活習慣からは，この2年以内での2型糖尿病の発症・増悪と推定される．尿ケトン体が陽性を示しており，高度のインスリン作用不足をきたしている可能性が示唆され，入院のうえ，インスリン治療を行う方針となる．

1 糖尿病の病態

　糖尿病は，インスリン作用不足による慢性の高血糖を主症状としさまざまな代謝異常や臓器障害をきたす疾患です．そのなかで1型糖尿病は，膵ランゲルハンス島β細胞の破壊によるインスリン分泌不全が主たる原因で，2型糖尿病は，過食・運動不足・肥満・ストレスといった環境因子と，複数の遺伝因子に，加齢の影響が合わさって，インスリン抵抗性とインスリン分泌低下を併せもつことが原因で発症します．

2 診断の進め方

　前述の症例のように，いわゆる高血糖症状を伴って医療機関を受診し糖尿病の診断となる人もいますが，健診で「血糖値が高め」や「HbA1c高値」を指摘され医療機関を受診する人も非常に多いです．その人たちが糖尿病なのかどうかだけではなく，現状で糖尿病に至っていなくとも，今後糖尿病に進展するリスクの評価が『診断』を考えるうえで重要です．

1) 糖代謝異常の判定区分と判定基準

　診断の概略は図1[1] の通りですがポイントは，以下の3つです．

- ・血糖値とHbA1cをセットで確認しましょう．
- ・HbA1cのみでは何回確認しても糖尿病の診断はできません．
- ・診断に迷う場合は，積極的に75 g OGTTを実施しましょう（詳細は次項）．

2) 75 g経口ブドウ糖負荷試験（75 g OGTT）

　糖尿病診断のためだけではなく，内因性インスリンの分泌能やインスリン抵抗性，境界型糖尿病の診断など得られる情報が非常に多く有用です．

❶ 75 g OGTTはどんな人に実施するべきか？

- ・空腹時血糖110〜125 mg/dLのときや，HbA1c 6.0〜6.4％のときには積極的に実施しましょう．
- ・高血圧や脂質異常症，肥満等の動脈硬化のリスクをもつ場合には，空腹時血糖100〜109 mg/dLのときや，HbA1c 5.6〜5.9％のときも実施することが望ましいです．
- ・高血糖症状がある場合や，すでに著しい高血糖が確認されている場合には実施をしてはいけません．

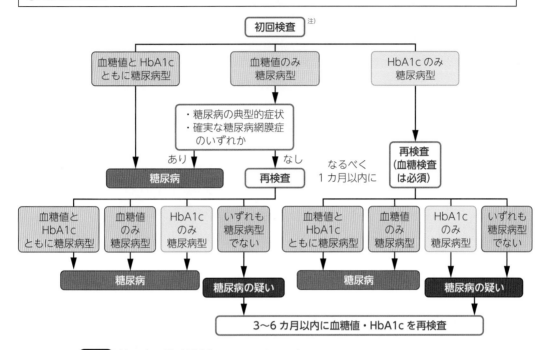

図1 糖尿病の臨床診断のフローチャート

注）糖尿病が疑われる場合は，血糖値と同時にHbA1cを測定する．同日に血糖値と
　　HbA1cが糖尿病型を示した場合には，初回検査だけで糖尿病と診断する．
日本糖尿病学会 編・著：糖尿病治療ガイド2022-2023, p26, 文光堂, 2022より引用.

❷ 75 g OGTTの評価方法

　　診断は**図2**[1]の通りですが，75 g OGTTを行った場合に，最低限確認するべき大切な評価について示します．

a）**Insulinogenic index**：インスリン初期分泌能の評価です．

　　Δ血中インスリン（30分値−0分値）／Δ血糖値（30分値−0分値）

　　0.4以下でインスリン初期分泌不良が示唆され，診断が境界型を示しても糖尿病への移行のリスクが高いといわれています．

b）**HOMA-IR**：インスリン抵抗性の評価です．

　　空腹時血糖値（mg/dL）×空腹時インスリン値（μU/mL）／405

　　1.6以下が正常であり，2.5以上の場合はインスリン抵抗性が存在します．

c）1時間値が180 mg/dL以上の場合は正常型であっても糖尿病に悪化するリスクが高いといわれています．

3 治療に向けての初期評価

治療方針を決定するうえで重要かつ早期に評価すべき項目を示します.

1) 尿中ケトン体

未治療の糖尿病患者の尿ケトン体が陽性の場合, 高度のインスリン作用不足の結果を表していることが多く, **インスリン治療の必要性や, その治療の緊急性を示してくれるもの**です.

2) 抗GAD抗体

1型糖尿病のスクリーニングに有用です. 1型糖尿病のなかには一見2型糖尿病のような臨床経過でも, 長い時間をかけて内因性インスリン分泌が減少しインスリン依存状態になる病態 (緩徐進行型) があり, 早期にその可能性の有無を評価しておくことが重要です.

3) 血中Cペプチド

空腹時血中Cペプチド値が0.5 ng/mL以下の場合, 内因性インスリン分泌が低下しインスリン依存状態が疑われます. また, インスリン分泌能の指標としてC-peptide indexが有用です.

C-peptide index:空腹時Cペプチド (ng/mL) /空腹時血糖 (mg/dL) × 100

0.8未満でインスリン治療が必要になるといわれています[2].

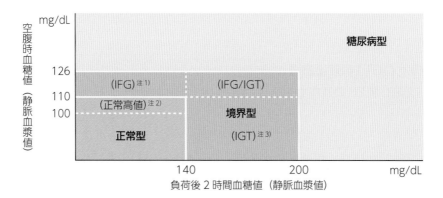

図2 **空腹時血糖値及び75 gOGTTによる判定区分**

注1) IFGは空腹時血糖値110〜125 mg/dLで, 2時間値を測定した場合には140 mg/dL未満の群を示す (WHO). ただしADAでは空腹時血糖値100〜125 mg/dLとして, 腹時血糖値のみで判定している.

注2) 空腹時血糖値が100〜109 mg/dLは正常域ではあるが, 「正常高値」とする. この集団は糖尿病への移行やOGTT時の耐糖能障害の程度からみて多様な集団であるため, OGTTを行うことが勧められている.

注3) IGTはWHOの糖尿病診断基準に取り入れられた分類で, 空腹時血糖値126mg/dL未満, 75g OGTT2時間値140〜199 mg/dLの群を示す.

日本糖尿病学会 編・著:糖尿病治療ガイド 2022-2023, p28, 文光堂, 2022より引用.

IFG:impaired fasting glycemia (空腹時血糖異常), IGT:impaired glucose tolerance (耐糖能異常),
ADA:American Diabetes Association (米国糖尿病学会)

4 糖尿病治療の目標

　糖尿病治療の目標は，血糖・血圧・脂質代謝の良好なコントロール状態と適正体重の維持を行うことで，糖尿病合併症の発症，進展を阻止し，糖尿病のない人と変わらない寿命と日常生活の質（QOL）の実現をめざすこととされています（**図3**）[1]．

　血糖コントロールにおいてはHbA1c値が指標とされ，それが糖尿病合併症と密接にかかわっていることが明らかとなっています．しかし，**すべての患者において同じHbA1c値を目標に設定することは適切ではありません**．図4[1, 3]のように，65歳未満であっても病状や治療内容，低血糖リスクにより目標を厳格にしたり，緩めたりし，図5[4]のように，65歳以上であれば，認知機能やADL，併存疾患，治療内容によって患者ごとに目標設定することが重要とされています．

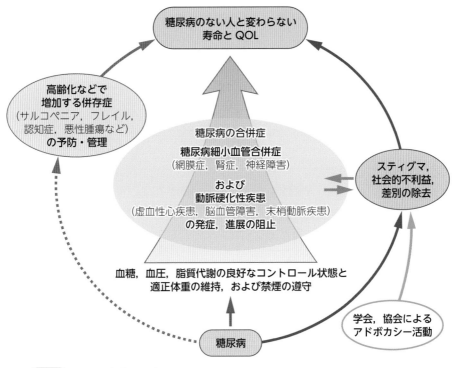

図3 糖尿病治療の目標
日本糖尿病学会 編・著：糖尿病治療ガイド 2022-2023, p31, 文光堂, 2022より引用.

	コントロール目標値[注4]		
目標	血糖正常化を めざす際の目標[注1]	合併症予防 のための目標[注2]	治療強化が 困難な際の目標[注3]
HbA1c (%)	6.0 未満	7.0 未満	8.0 未満

図4 血糖コントロール目標

治療目標は年齢，罹病期間，臓器障害，低血糖の危険性，サポート体制などを考慮して個別に設定する.
注1）適切な食事療法や運動療法だけで達成可能な場合，または薬物療法中でも低血糖などの副作用なく達成可能な場合の目標とする.
注2）合併症予防の観点からHbA1cの目標値を7％未満とする．対応する血糖値としては，空腹時血糖値130 mg/dL未満，食後2時間血糖値180 mg/dL未満をおおよその目安とする.
注3）低血糖などの副作用，その他の理由で治療の強化が難しい場合の目標とする.
注4）いずれも成人に対しての目標値であり，また妊娠例は除くものとする.
日本糖尿病学会 編・著：糖尿病治療ガイド 2022-2023, p34, 文光堂, 2022 より引用.

		カテゴリーI		カテゴリーII	カテゴリーIII
患者の特徴・ 健康状態[注1]		① 認知機能正常 かつ ② ADL 自立		① 軽度認知障害～軽度 認知症 または ② 手段的 ADL 低下， 基本的 ADL 自立	① 中等度以上の認知症 または ② 基本的 ADL 低下 または ③ 多くの併存疾患や 機能障害
重症低血糖が 危惧される薬 剤（インスリ ン製剤，SU 薬，グリニド 薬など）の使 用	なし[注2]	7.0％未満		7.0％未満	8.0％未満
	あり[注3]	65 歳以上 75 歳未満 7.5％未満 （下限6.5％）	75 歳以上 8.0％未満 （下限7.0％）	8.0％未満 （下限7.0％）	8.5％未満 （下限7.5％）

図5 高齢者糖尿病の血糖コントロール目標（HbA1c値）

治療目標は，年齢，罹病期間，低血糖の危険性，サポート体制などに加え，高齢者では認知機能や基本的ADL，手段的ADL，併存疾患なども考慮して個別に設定する．ただし，加齢に伴って重症低血糖の危険性が高くなることに十分注意する.
注1：認知機能や基本的ADL（着衣，移動，入浴，トイレの使用など），手段的ADL（IADL：買い物，食事の準備，服薬管理，金銭管理など）の評価に関しては，日本老年医学会のホームページ（https://www.jpn-geriat-soc.or.jp/）を参照する．エンドオブライフの状態では，著しい高血糖を防止し，それに伴う脱水や急性合併症を予防する治療を優先する.
注2：高齢者糖尿病においても，合併症予防のための目標は7.0％未満である．ただし，適切な食事療法や運動療法だけで達成可能な場合，または薬物療法の副作用なく達成可能な場合の目標を6.0％未満，治療の強化が難しい場合の目標を8.0％未満とする．下限を設けない．カテゴリーIIIに該当する状態で，多剤併用による有害作用が懸念される場合や，重篤な併存疾患を有し，社会的サポートが乏しい場合などには，8.5％未満を目標とすることも許容される.
注3：糖尿病罹病期間も考慮し，合併症発症・進展阻止が優先される場合には，重症低血糖を予防する対策を講じつつ，個々の高齢者ごとに個別の目標や下限を設定してもよい．65歳未満からこれらの薬剤を用いて治療中であり，かつ血糖コントロール状態が表の目標や下限を下回る場合には，基本的に現状を維持するが，重症低血糖に十分注意する．グリニド薬は，種類・使用量・血糖値などを勘案し，重症低血糖が危惧されない薬剤に分類される場合もある.
【重要な注意事項】糖尿病治療薬の使用にあたっては，日本老年医学会編「高齢者の安全な薬物療法ガイドライン」を参照すること．薬剤使用時には多剤併用を避け，副作用の出現に十分に注意する.
日本老年医学会, 日本糖尿病学会 編・著：高齢者糖尿病診療ガイドライン2017, p.46, 南江堂, 2017 より転載.

■ おわりに

　　糖尿病治療においては，患者さんごとに異なる糖尿病の病態・特徴があり，そこに，さまざまな合併症や併存症を併せもっており，さらに，それぞれの生活環境，社会背景があることを認識し，個別に治療方針と治療目標をたてることが重要と思います．

　　「HbA1cが高い」「血糖が高い」ことだけに対する糖尿病治療にならないようにしたいものです．

■ 引用文献

1）日本糖尿病学会 編・著：「糖尿病治療ガイド 2022-2023」，文光堂，2022

2）浅野貴子，他：2型糖尿病におけるインスリン治療の要否判定の指標としての尿中Cペプチド補正値（UCC）およびCペプチドインデックス（CPI）の有用性．糖尿病，51：759-763，2008

3）日本糖尿病学会 編・著：「糖尿病診療ガイドライン 2019」，南江堂，2019

4）日本老年医学会，日本糖尿病学会 編・著：「高齢者糖尿病診療ガイドライン 2017」，南江堂，2017

5）日本糖尿病学会 編：「糖尿病専門医研修ガイドブック 改訂第8版」，診断と治療社，2020

6）葛谷 健，他：糖尿病の分類と診断基準に関する委員会報告．糖尿病，42：385-404，1999

Profile

福家智也（Tomoya Fuke）

済生会滋賀県病院 糖尿病内分泌内科
糖尿病は非常に多くの患者さんがいる疾患であり，医師としてどの診療科においても避けては通れない状況です．短い文面のなかですべてをお伝えすることはできませんが，糖尿病を学ぶきっかけとなることができれば幸いです．

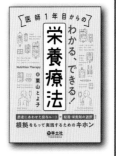

【第1章：糖尿病患者さんを担当！ 病歴聴取と診察がデキる】

病歴聴取と診察のコツ

西村公宏

① 糖尿病診療においては病歴聴取で多くの項目を聞く必要がある

② そのなかで患者さんの状況に応じて重要な質問を理解したうえで，確認していく

③ 身体診察では一般的な身体所見に加え，合併症に関係した（特に神経性障害）所見を診ることが必要となっている

■ はじめに

　　糖尿病は食生活や嗜好品など生活習慣と密接に関与し，Cushing病などの内分泌疾患やミトコンドリア病などの遺伝子疾患がかかわることもあります．また今後の治療に必要な生活習慣の改善や稀な病気を見つけるためにも，**一般的な病歴聴取より詳しい病歴聴取が糖尿病治療において重要な鍵**になります．

　　また糖尿病患者さんでは身体診察においても一般的な聴診や触診などだけでなく，神経障害を確認するためにアキレス腱反射や振動覚などより詳しい身体所見が必要となります．

　　本稿では糖尿病の患者さんに対して必要な病歴聴取や身体所見をお話しします．

1 研修医がよく出合う糖尿病患者さんとは

症例1：健診異常

　58歳男性．健康診断でHbA1c 9.6％，血糖231 mg/dLと血糖高値を指摘され当院紹介となり，血糖コントロールおよび教育目的に入院となった．

> **症例2：コントロール不良**
>
> 63歳女性．近医で糖尿病治療中もHbA1c 10.3％，血糖324 mg/dLと血糖値の改善がなく当院紹介となり，血糖コントロールおよび教育目的に入院となった．

研修医が糖尿病患者さんに出合う場面は，緊急入院を除くとこの2通りの入院パターンが多いと思われます．実際に入院時の担当となった場合にどのような病歴聴取，身体所見の確認を行うのか一緒に考えてみましょう．

② 糖尿病の病歴聴取では何を聴く？

まず糖尿病患者さんに対して病歴聴取で確認する内容を**表1**に示します．

表1にあげるものがすべてというわけではありませんが，これぐらいのボリュームの病歴聴取が必要となってきます．当然時間があればすべての内容をしっかりと聞いてもらう

表1 糖尿病の病歴聴取で確認すべき項目

カテゴリ	確認すべき項目
1. 現病歴	・主訴：**高血糖など代謝異常による症状**（口渇，多飲，多尿，体重減少，易疲労感）や**合併症が疑われる症状**（視力低下，足のしびれ感，歩行時下肢痛，勃起障害，無月経，発汗異常，便秘，下痢，足潰瘍・壊疽）など
	・**受診の動機・罹病期間**：過去における健診などでの尿糖，血糖検査の有無や疑われた既往（時期とその結果）
2. 既往歴	・**膵疾患，内分泌疾患**，肝疾患，**手術歴**（**胃切除**など），そのほか糖尿病・糖代謝異常を引き起こす可能性のある疾患の既往の有無
	・肥満，高血圧，脂質異常症，睡眠時無呼吸（日中の眠気やいびき），脳血管障害，虚血性心疾患の有無と経過（治療歴）
	・他科受診歴（特に**眼科・歯科・皮膚科**を含めて）
	・体重歴：20歳時の体重，過去の最大体重とその年齢，体重の変化（体重減少があれば随伴症状の有無）
	・妊娠・出産歴：何歳で妊娠・出産したか，妊娠時の尿糖・高血圧の有無，妊娠糖尿病，くり返す自然流産や奇形児出産の既往の有無，児の生下時体重，4,000 g以上の巨大児や低体重児出産の有無，閉経の年齢
3. 家族歴	・**糖尿病の家族歴**：ある場合は**糖尿病発症年齢，治療内容，各種合併症の有無**．亡くなっている場合はその年齢と死因→ミトコンドリア糖尿病（母系遺伝，難聴の有無），MODY（maturity onset diabetes of the young：若年発症成人型糖尿病）などは遺伝形式や併発病が診断のポイントとなる→家系図を書ければなおよい
	・自己免疫疾患の家族歴
	・生活習慣病の有無：（肥満，高血圧，脂質異常症など），心疾患，脳卒中，がん，骨折の有無など
4. 治療歴	・糖尿病と診断されてから受けた指導や治療内容ならびに継続状況，症状の経過（経口血糖降下薬の種類と服用量，注射薬の種類と投与量およびコントロール状況の推移，合併症の内容と治療経過），過去の教育入院歴，栄養指導歴，中断した場合はその理由
5. 病気に関する知識と生活歴	・**これまで糖尿病に関する知識**〔食事療法（適正体重）や運動療法の意義について知っているかどうか〕
	・日常の食習慣（誰が調理しているか，規則正しく摂れるか，間食・外食の頻度，健康食品の有無）
	・日常の身体活動度と運動の種類，嗜好品，飲酒習慣（種類と頻度）や喫煙の有無（年数や本数，禁煙期間）
	・職業や家族構成（治療に影響する社会的背景と現在の家族構成や生活状況（高齢独居や高齢世帯，単身赴任など）

太字：全患者で特に重要な事項，赤字：初診の患者で重要（症例1），青字：糖尿病コントロール不良の患者で重要（症例2）．

ことがよいですが，漫然とすべての項目を聞いてしまうと重要な点を聞き損ねてしまうことも多いと思います．

　そのため，全患者で特に重要な事項は太字，特に［症例1］のような初診の患者は赤，［症例2］のようなコントロール不良の患者は青で示しているのでそこを特に意識して病歴聴取してみてください．

　［症例1］は健診でのはじめての指摘ですが，それ以前から高血糖を指摘されていることも多い（糖尿病の"気"があるなど）です．また，実は神経障害などの合併症が進行しているほどに罹患していた可能性や，逆に急激な発症であれば悪性腫瘍や1型糖尿病も疑わなければならないので過去の健診歴や体重変化などがやはり重要となってきます．

　［症例2］は悪性腫瘍や緩徐進行型1型糖尿病の除外も必要となる症例です．これらがなければ，もともと糖尿病を指摘されて治療しているのにうまくいかないことが悪化の原因であることが多いため，なぜ上手くいかなかったか，どうすれば退院後継続できるかがポイントになります．

3 糖尿病の身体所見は何を確認する？

　当然，身長・体重・腹囲の計測，血圧測定，通常の内科診察で行う視診，打診，聴診，触診を行いますが，詳しいことに関しては身体診察に関する成書を参考にしてください．表2では糖尿病合併症に関連して追加で確認すべき項目を少し詳しく記載しました．

　身体所見に関しては特に［症例1，2］のそれぞれでここを気にするというところはありませんが，［症例1］は逆に皮膚や眼科などの症状が出てから糖尿病が疑われて紹介になることもあります．眼科対診はされていることが多いですが，皮膚科や歯科は意識して診察を行わないと気がつかないことも多く注意が必要です．

　ここではさらに追加で神経診察に関し少し詳しく解説します．

表2　糖尿病の身体所見で確認すべき項目

部位	確認すべき項目
1. 皮膚	乾燥，緊張の低下，変色，水疱症，**白癬（図1）・カンジダなどの感染症**，爪病変，湿疹，陰部掻痒感，Dupuytren拘縮（手掌から指にかけて硬結ができ，皮膚がひきつれて徐々に伸ばしにくくなる）．
2. 眼	視力，眼底変化，白内障・緑内障，眼球運動障害，眼圧［→必ず眼科受診を］
3. 口腔	口腔内乾燥，う歯，歯周病，歯牙欠損，口腔内感染症［→疑えば歯科受診を］，ケトン臭
4. 下肢	足背動脈や後脛骨動脈の拍動減弱・消失，浮腫，壊疽，潰瘍（図2），胼胝形成など［→疑えば皮膚科受診を］
5. 神経系	**感覚障害，振動覚低下，腱反射低下・消失（アキレス腱反射など）**，起立性低血圧，発汗異常，排尿障害，勃起障害，腓腹筋の把握痛，臀部筋委縮など

太字：全患者で特に重要な事項，青字：糖尿病コントロール不良の患者で重要．

● 神経診察のポイント

❶ アキレス腱反射（図3）

リラックスして踵を床に付けた座位でも可能ですが膝をついて後ろを向いてもらう方が理想的です（出現した場合は軽く足裏を押すなど随意収縮を付加する方法も検討してください）．

❷ 感覚障害

患者さんに閉眼してもらい，足趾や足甲をティッシュペーパーで軽く触れ，触れたと感じたら合図してもらいます．

❸ 痛覚障害（図4）

爪楊枝や竹串の尖った方を皮膚に押し当てて痛みがあるかを確認します．足裏→足の甲→下腿と，遠位から近位部に向けて調べていきます（尖った方と尖っていない方を交互に当ててどちらが尖った方を質問する方法も）．

❹ 振動覚（図5）

128 Hz音叉を叩いた後に患者さんの内踝に音叉の基部を置き，振動を感じなくれば合図してもらいます．開始前に胸骨などで最初に試してもらうこともポイントです．

基準は10秒以下ですが，年齢によって低下するため70歳以上で9秒，80歳以上で8秒ともいわれています（内踝ではなく拇趾で行うと検出度が上がるとの報告もあります）．

❺ 起立性低血圧

10分安静臥位とし血圧・脈拍を2分ごと3回測定します．その後静かに起立し直後から2分間隔で10分測定します（遅延性の低下もあるため）．収縮期血圧≧20 mmHg，拡張期血圧≧10 mmHgの低下を陽性とします（糖尿病患者さんの自律神経障害では遷延性起立

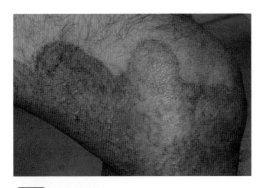

図1　体部白癬
辺縁が多環状を呈する紅斑であり，襟飾り状に鱗屑を付している．紅斑内部は一部消退傾向を示し，網状に紅斑が残存している．
文献1より転載．

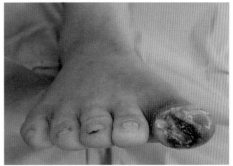

図2　右第1趾糖尿病性潰瘍
骨がギリギリ出る深さの潰瘍．壊死組織はやや乾燥しており，創周囲に発赤，熱感あり．
文献2より転載．

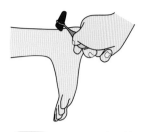

図3 アキレス腱反射

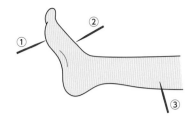
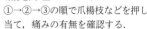

図4 痛覚障害のテスト
①→②→③の順で爪楊枝などを押し
当て，痛みの有無を確認する.

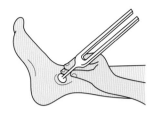

図6 振動覚のテスト

性低血圧のタイプの方もいるので，自覚症状があるなど疑っている場合は10分以上検査を
続行します）.

おわりに〜研修医へのメッセージ

　本稿で示したすべての病歴聴取や身体診察を行うことは時間がかかると思います．ただ
病歴聴取も身体所見も実際に経験することでわかることも多く，最初はすべて行うことを
心がけるようにすることでよりよい糖尿病診療につながると考えております．

引用文献

1）安田正人：鱗屑.レジデントノート増刊（病棟・救急でよくみる　皮膚疾患に強くなる），24：2402-2408，2022

2）木村知己：足潰瘍.レジデントノート増刊（病棟・救急でよくみる　皮膚疾患に強くなる），24：2508-2519，2022

3）「糖尿病治療ガイド2022-2023」（日本糖尿病学会／編著），文光堂，2022

4）「糖尿病臨床のすべて 糖尿病性神経障害　基礎から臨床のすべて」（荒木栄一／編集主幹，中村二郎／専門編集），中山書店，2013

5）「月刊糖尿病（DIABETES）通巻124号 糖尿病性神経障害の病態解明と治療戦略」（三五一憲／編），医学出版，2020

6）American Diabetes Association：4. Comprehensive Medical Evaluation and Assessment of Comorbidities: Standards of Medical Care in Diabetes-2021. Diabetes Care, 44：S40-S52, 2021（PMID：33298415）

Profile

西村公宏（Kimihiro Nishimura）

公立甲賀病院 糖尿病・内分泌内科
糖尿病患者はどの診療科でも診察する機会があると思います．糖尿病
は採血をすれば診断できる疾患ですが，逆に採血をしなければ診断で
きない疾患でもあります．今回述べた特徴的な病歴聴取や身体所見を
知っていれば，採血を施行し糖尿病の診断に至るきっかけになること
もあると思いますので今後の診療に役立てていただければ幸いです．

【第2章：もう迷わない！ 糖尿病治療薬がわかる】

糖尿病治療薬の種類と使い分け

岩岡秀明

① 2型糖尿病の薬物療法については，日本の学会から2つのアルゴリズムが発表されている

② 個別の目標血糖値を決定後，病態に応じた薬剤を選択するが，安全性や並存疾患について考慮する

③ 服薬継続率も重要であり，継続のしやすさやコストも考慮する

はじめに

　　日本糖尿病学会から，2022年に「2型糖尿病の薬物療法アルゴリズム」が公開されました[1]．文献1で全文が読めますので，ぜひお読みください[※1]．

　　これは，糖尿病専門医たちのエキスパート・オピニオンに基づくものですが，日本糖尿病学会がこのようなアルゴリズムを公開したのは，これがはじめてとなります．本稿では，主にこのアルゴリズムを基本として，糖尿病治療薬の種類と使い分けについて解説していきます．

　　また，日本糖尿病・生活習慣病ヒューマン・データ学会による「糖尿病標準診療マニュアル2022」は，エビデンスに基づきかつ日本人の患者背景にも配慮したアルゴリズムで，こちらも有用であり，本稿の最後で紹介します[2]．

　　血糖降下薬の種類と特徴を表1に示します．

※1 日本糖尿病学会：コンセンサスステートメント策定に関する委員会「2型糖尿病の薬物療法のアルゴリズム」．糖尿病，65：419-434，2022
http://www.fa.kyorin.co.jp/jds/uploads/65_419.pdf

表1 2型糖尿病の血糖降下薬の特徴

機序		種類	主な作用	単独投与による低血糖のリスク	体重への影響
インスリン分泌非促進系		α-グルコシダーゼ阻害薬（α-GI） アカルボース（グルコバイ®），ボグリボース（ベイスン®），ミグリトール（セイブル®）	腸管での炭水化物の吸収分解遅延による食後血糖上昇の抑制	低	なし
		SGLT2阻害薬 イプラグリフロジン（スーグラ®），ダパグリフロジン（フォシーガ®），ルセオグリフロジン（ルセフィ®），トホグリフロジン（デベルザ®），カナグリフロジン（カナグル®），エンパグリフロジン（ジャディアンス®）	腎臓でのブドウ糖再吸収阻害による尿中ブドウ糖排泄促進	低	減少
		チアゾリジン薬 ピオグリタゾン（アクトス®）	骨格筋・肝臓でのインスリン抵抗性改善	低	増加
		ビグアナイド薬 メトホルミン（メトグルコ®）	肝臓での糖産生抑制	低	なし
インスリン分泌促進系	血糖依存性	イメグリミン イメグリミン（ツイミーグ®）	血糖依存性インスリン分泌促進 インスリン抵抗性改善作用	低	なし
		DPP-4阻害薬 【1日1〜2回】 シタグリプチン（ジャヌビア®，グラクティブ®），ビルダグリプチン（エクア®），アログリプチン（ネシーナ®），リナグリプチン（トラゼンタ®），テネリグリプチン（テネリア®），アナグリプチン（スイニー®），サキサグリプチン（オングリザ®） 【週1回】 トレラグリプチン（ザファテック®），オマリグリプチン（マリゼブ®）	GLP-1とGIPの分解抑制による血糖依存性のインスリン分泌促進とグルカゴン分泌抑制	低	なし
		GLP-1受容体作動薬 【注射薬】 [1日1〜2回] リラグルチド（ビクトーザ®），エキセナチド（バイエッタ®），リキシセナチド（リキスミア®） [週1回] 持続性エキセナチド（ビデュリオン®），デュラグルチド（トルリシティ®），セマグルチド（オゼンピック®） 【経口薬】 セマグルチド（リベルサス®）	DPP-4による分解を受けずにGLP-1作用増強により血糖依存性のインスリン分泌促進とグルカゴン分泌抑制	低	減少
	血糖非依存性	スルホニル尿素（SU）薬 グリベンクラミド（オイグルコン®），グリクラジド（グリミクロン®），グリメピリド（アマリール®）	インスリン分泌の促進	高	増加
		速効型インスリン分泌促進薬（グリニド薬） ナテグリニド（スターシス®，ファスティック®），ミチグリニド（グルファスト®），レパグリニド（シュアポスト®）	よりすみやかなインスリン分泌の促進・食後高血糖の改善	中	増加
インスリン製剤		① 基礎インスリン製剤（持効型溶解インスリン製剤，中間型インスリン製剤） ② 追加インスリン製剤（超速効型インスリン製剤，速効型インスリン製剤） ③ 超速効型あるいは速効型と中間型を混合した混合型インスリン製剤 ④ 超速効型と持効型溶解の配合溶解インスリン製剤	超速効型や速効型インスリン製剤は，食後高血糖を改善し，持効型溶解や中間型インスリン製剤は空腹時高血糖を改善する	高	増加

食事，運動などの生活習慣改善と1種類の薬剤の組合わせで効果が得られない場合，2種類以上の薬剤の併用を考慮する．
作用機序の異なる薬剤の組合わせは有効と考えられるが，一部の薬剤では有効性および安全性が確立していない組合わせもある．
詳細は各薬剤の添付文書を参照のこと．
日本糖尿病学会 編・著：糖尿病治療ガイド 2022-2023，p40-41，文光堂，2022 より引用，薬剤名を追加．

主な副作用	禁忌・適応外	使用上の注意	主なエビデンス
胃腸障害，放屁，肝障害	経口糖尿病薬に共通する禁忌例*	① 低血糖時にはブドウ糖などの単糖類で対処する ② 1型糖尿病患者において，インスリンとの併用可能	
性器・尿路感染症，脱水，皮疹，ケトーシス	経口糖尿病薬に共通する禁忌例*	① 1型糖尿病患者において，一部の製剤はインスリンとの併用可能 ② eGFR 30未満の重度腎機能障害の患者では，血糖降下作用は期待できない	① 心・腎の保護効果がある ② 心不全の抑制効果がある
浮腫，心不全	心不全例，心不全既往例，膀胱癌治療中の例，1型糖尿病例，経口糖尿病薬に共通する禁忌例*	① 体液貯留作用と脂肪細胞の分化を促進する作用があり，体重増加や浮腫を認める ② 閉経後の女性では骨折のリスクが高まる	HDL-Cを上昇させ，TGを低下させる効果がある
胃腸障害，乳酸アシドーシス，ビタミンB12低下	透析例，eGFR 30 mL/分/1.73 m²未満例，乳酸アシドーシス既往例，大量飲酒例，1型糖尿病例，経口糖尿病薬に共通する禁忌例*	① eGFRごとのメトホルミン最高用量の目安（30≦eGFR＜45；750 mg，45≦eGFR＜60；1,500 mg） ② eGFR 30～60の患者では，ヨード造影剤検査の前あるいは造影時にメトホルミンを中止する．ヨード造影剤投与後48時間はメトホルミンを再開せず，腎機能の悪化が懸念される場合にはeGFRを測定し腎機能を評価した後に再開する	肥満2型糖尿病患者に対する大血管症抑制効果がある
胃腸障害	経口糖尿病薬に共通する禁忌例*	① eGFR＜45の患者には推奨されない ② メトホルミンとの併用で消化器症状の頻度増加	
SU薬との併用で低血糖増強，胃腸障害，皮膚障害，類天疱瘡	1型糖尿病例，経口糖尿病薬に共通する禁忌例*	① SU薬やインスリンとの併用は，低血糖の発症頻度を増加させる可能性があるため，SU薬やインスリンの減量を考慮する	
胃腸障害，注射部位反応（発赤，皮疹など）	1型糖尿病例，経口糖尿病薬に共通する禁忌例*	① SU薬やインスリンとの併用は，低血糖の発症頻度を増加させる可能性があるため，SU薬やインスリンの減量を考慮する	心・腎の保護効果がある
肝障害	1型糖尿病例，経口糖尿病薬に共通する禁忌例*	① 高齢者では低血糖のリスクが高いため少量から投与開始する ② 腎機能や肝機能障害の進行した患者では低血糖の危険性が増大する	
肝障害	1型糖尿病例，経口糖尿病薬に共通する禁忌例*	① SU薬とは併用しない	
注射部位反応（発赤，皮疹，浮腫，皮下結節など）	当該薬剤に対する過敏症の既往例	① 超速効型インスリン製剤は，食直前に投与 ② 速効型インスリン製剤は，食前30分前に投与	

＊経口糖尿病薬に共通する禁忌例：重症ケトーシス例，意識障害例，重症感染症例，手術前後の例，重篤な外傷例，重度な肝機能障害例，妊婦または妊娠している可能性のある例，当該薬剤に対する過敏症の既往例

1 「2型糖尿病の薬物療法アルゴリズム」に沿った治療の進め方

日本糖尿病学会による「2型糖尿病の薬物療法アルゴリズム」を図1に示します[1].

インスリンの絶対的・相対的適応

いいえ　　はい ────────────────→ **インスリン治療**

目標 HbA1c 値の決定
「熊本宣言 2013」・「高齢者糖尿病の血糖コントロール目標 (HbA1c 値)」を参照

Step 1

病態に応じた薬剤選択

非肥満 [インスリン分泌不全を想定]	肥満 [インスリン抵抗性を想定]
DPP-4 阻害薬, ビグアナイド薬, α-グルコシダーゼ阻害薬*, グリニド薬*, SU 薬, SGLT2 阻害薬[†], GLP-1 受容体作動薬[†], イメグリミン	ビグアナイド薬, SGLT2 阻害薬, GLP-1 受容体作動薬, DPP-4 阻害薬, チアゾリジン薬, α-グルコシダーゼ阻害薬*, イメグリミン

推奨薬剤は青字で記載
*：食後高血糖改善　†：やせの患者では体重減少に注意
インスリン分泌不全, 抵抗性は, 糖尿病治療ガイド
にある各指標を参考に評価し得る

■日本における肥満/非肥満の定義
肥　満：Body mass index 25 kg/m² 以上
非肥満：Body mass index 25 kg/m² 未満

Step 2

安全性への配慮
別表の考慮すべき項目で赤に該当するものは避ける

例 1) 低血糖リスクの高い高齢者には SU 薬, グリニド薬を避ける
例 2) 腎機能障害合併者にはビグアナイド薬, SU 薬, チアゾリジン薬, グリニド薬を避ける
　　　(高度障害では SU 薬, ビグアナイド薬, チアゾリジン薬は禁忌)
例 3) 心不全合併者にはビグアナイド薬, チアゾリジン薬を避ける (禁忌)

Step 3

Additional benefits を考慮するべき併存疾患
別表の考慮すべき項目で赤に該当するものは避ける

慢性腎臓病*	心不全	心血管疾患
SGLT2 阻害薬[†], GLP-1 受容体作動薬	SGLT2 阻害薬[†]	SGLT2 阻害薬, GLP-1 受容体作動薬

*：特に顕性腎症　†：一部の薬剤には適応症あり

Step 4

考慮すべき患者背景
別表の服薬継続率およびコストを参照に薬剤を選択

薬物療法開始後は, およそ 3 カ月ごとに治療法の再評価と修正を検討する
目標 HbA1c を達成できなかった場合は, 病態や合併症に沿った食事療法,
運動療法, 生活習慣改善を促すと同時に, Step 1 に立ち返り, 薬剤の追加等を検討する

図1 2型糖尿病の薬物療法のアルゴリズム[1]
日本糖尿病学会：コンセンサスステートメント策定に関する委員会「2型糖尿病の薬物療法のアルゴリズム」.
糖尿病, 65：419-434, 2022 より転載.

このアルゴリズムのポイントは以下の7項目です[1]．

① まずインスリンの適応かを判断する
② 目標HbA1c値を決定する
③ 病態に応じた薬剤選択をする（肥満型か非肥満型か）
④ 安全性への配慮をする（低血糖リスク，腎機能障害，心不全）
⑤ 並存疾患を考慮する（慢性腎臓病，心不全，心血管疾患）
⑥ 患者背景を考慮する（服薬継続率およびコスト）
⑦ 3カ月ごとに，治療法の再評価と修正を検討する

1）インスリン療法の適応かを判断する

　　まず最初にインスリン療法の絶対的適応・相対的適応かを判断します．「糖尿病治療ガイド 2022-2023」（日本糖尿病学会 編・著）に示されている事項を表2に引用します[3]．
　　インスリン療法の実際については，ぜひ本特集の他稿を参照してください．本稿では，インスリン療法の適応とはならない場合の経口血糖降下薬とGLP-1受容体作動薬（glucagon-like peptide-1 receptor agonist：GLP-1RA）の種類と使い分けについて解説します．

表2　インスリン療法の適応

1．インスリン療法の絶対的適応
1）インスリン依存状態
2）高血糖性の昏睡（糖尿病性ケトアシドーシス，高浸透圧高血糖状態）
3）重症の肝障害，腎障害を合併しているとき
4）重症感染症，外傷，中等度以上の外科手術（全身麻酔施行例など）のとき
5）糖尿病合併妊婦（妊娠糖尿病で，食事療法だけでは良好な血糖コントロールが得られない場合も含む）
6）静脈栄養時の血糖コントロール
2．インスリン療法の相対的適応
1）インスリン非依存状態の例でも，著明な高血糖（例えば，空腹時血糖値250 mg/dL以上，随時血糖値350 mg/dL以上）を認める場合
2）経口薬療法のみでは良好な血糖コントロールが得られない場合
3）やせ型で栄養状態が低下している場合
4）ステロイド治療時に高血糖を認める場合
5）糖毒性を積極的に解除する場合

文献3，p70-71をもとに作成．

2）目標 HbA1c 値を決定する

　妊婦以外の成人では，通常は「HbA1c 7％未満」を目標とします．

　治療目標は年齢，罹病期間，低血糖の危険性，サポート体制などを考慮して個別に設定します[3]．詳細については「糖尿病ってどんな疾患？ 糖尿病の病態と診断までの基本」（p.3121）をご参照ください．

3）Step1〜4を実施する

　「2型糖尿病の薬物療法アルゴリズム」で示されている Step1〜4は以下のとおりです（図1）[1]．

　このアルゴリズムでは Step1・2・3・4という順番になっていますが，実臨床では「この4つのステップを同時に考慮しながら薬剤を選択すること」が重要です．

> Step1：病態に応じた薬剤選択
> Step2：安全性への配慮
> Step3：Additional benefits を考慮すべき並存疾患
> Step4：考慮すべき患者背景

❶ まずは，BMI 25 kg/m² 以上の肥満型か，BMI 25 kg/m² 未満の非肥満型かを判断【Step 1】

・BMI 25 kg/m² 以上：インスリン抵抗性を想定して，禁忌でない場合はビグアナイド薬（メトホルミン）を第1選択薬とします．第2選択薬は SGLT2（sodium-glucose cotransporter 2）阻害薬です．
eGFR 30 mL/分未満の慢性腎不全，心不全，肝不全，全身感染症，アルコール依存症では，ビグアナイド薬は禁忌となります．

・BMI 25 kg/m² 未満の場合：インスリン分泌不全を想定して，DPP-4（dipeptidyl peptidase-4）阻害薬またはビグアナイド薬を第1選択薬とします．メトホルミンは，BMI 25 kg/m² 未満の日本人でも，肥満群と同等の血糖降下作用があります．

❷ 安全性への配慮では，「低血糖リスク，腎機能障害，心不全」の有無を評価【Step 2】（表3）

・低血糖リスクが高い高齢者：SU 薬，グリニド薬は避けます．
・腎機能障害がある患者：ビグアナイド薬，SU 薬，チアゾリジン薬，グリニド薬は避けます．高齢者や腎機能障害（eGFR 30 mL/分以下）がある患者さんでは，SU 薬は遷延性の低血糖リスクが高くなりますので使用しないようにしましょう．最悪，死亡の可能性もあります．
・心不全患者：ビグアナイド薬，チアゾリジン薬は禁忌です．

❸ 同時に,「慢性腎臓病 (CKD：chronic kidney disease)，心不全，心血管疾患のいずれかがあるかを評価」【Step 3】

　　CKD または心血管疾患がある場合はSGLT2阻害薬を，その次にGLP-1RAを，心不全がある場合はSGLT 2阻害薬を，ビグアナイド薬使用の有無にかかわらず第1選択薬として使用します.

❹ また，患者背景として服薬継続率およびコストを考慮して薬剤を選択【Step 4】

　　服薬継続率を上げるためには1日1回内服や1週間に1回内服の薬剤をより優先し，より安価な薬剤を優先します. 服薬継続率はDPP-4阻害薬が最も高く，α-グルコシダーゼ阻害薬とグリニド薬が最も低くなります. 最も安価な薬剤はビグアナイド薬，SU薬，チアゾリジン薬で，最も高価な薬剤はGLP-1RAです（表3も参照）.

表3 安全な血糖管理達成のための糖尿病治療薬の血糖降下作用・低血糖リスク・禁忌・服薬継続率・コストのまとめ―本邦における初回処方の頻度順の並びで比較

考慮する項目	DPP-4阻害薬	ビグアナイド薬	SGLT2阻害薬	SU薬	α-グルコシダーゼ阻害薬	チアゾリジン薬	グリニド薬	GLP-1受容体作動薬	イメグリミン
血糖降下作用	中	高（用量依存性あり）	中	高	食後高血糖改善	中（肥満者では効果大）	食後高血糖改善	高	中
低血糖リスク（単剤において）	低	低	低	高	低	低	中	低	低
体重への影響	不変	不変～減	減	増	不変	増	増	減	不変
腎機能	一部の腎排泄型薬剤では減量要	腎障害例では減量要 重篤な腎機能障害では禁忌	重篤な腎機能障害では効果なし	要注意（低血糖）		重篤な腎機能障害では禁忌	要注意（低血糖）	エキセナチドは重篤な腎機能障害では禁忌	eGFR 45 mL/分/1.73 m² 未満には非推奨
肝機能	ビルダグリプチンは重篤な肝機能障害では禁忌	重篤な腎機能障害では禁忌		重篤な肝機能障害では禁忌		重篤な肝機能障害では禁忌	要注意（低血糖）		重度肝機能障害のある患者での臨床試験なし
心血管障害		心筋梗塞など循環動態不安定な症例では禁忌		重症低血糖のリスクに特別な配慮が必要					
心不全	一部の薬剤では心不全リスクを高める可能性あり	禁忌				禁忌			
服薬継続率	高（特に週1回製剤）	中（消化器症状など）	中（頻尿，性器感染症など）	中（体重増加，低血糖など）	低（服用法，消化器症状など）	中（浮腫，体重増加など）	低（服用法，低血糖など）	中（注射，服用法，消化器症状など）	中（消化器症状）
コスト	中	低	中～高	低	中	低	中	高	中

日本糖尿病学会：コンセンサスステートメント策定に関する委員会「2型糖尿病の薬物療法のアルゴリズム」. 糖尿病，65：419-434，2022 より転載.

なおイメグリミンは販売開始からまだ1年半の新薬ですので，まだ臨床でも使う場面は専門医に限られています．

4）治療法の再評価と修正を検討する

薬物療法の開始後は，およそ3カ月ごとに治療法の再評価と修正を検討します．

そして目標HbA1cを達成できなかった場合は，病態や合併症に沿った食事療法，運動療法，生活習慣改善を促すと同時に，Step 1に立ち返り薬剤の追加等を検討します．

 ここがポイント

血糖コントロールが期待通りに改善しない場合は，常に以下を検討します．
① きちんと服薬できていない可能性は？（高齢者では，ご家族にも確認します）
② 悪性腫瘍を併発していないか？（特に膵がん，大腸がん，肝がんが重要）
③ 不眠やうつなど精神的な問題はないか？

2 「糖尿病標準診療マニュアル2022」でのアルゴリズム[2]

こちらは，毎年4月に改訂されており，エビデンスに基づき，かつ日本人の患者背景も考慮しており有用です（図2[2]）．Webで全文が読めます[※2]．

このアルゴリズムでもまずインスリン療法の適応かを検討します，適応でない場合は，食事・運動療法で数カ月以内に反応があるかを判断します．インスリンの適応かは，図2に示す各ステップでも検討します．

【Column】
　実臨床では，私は「糖尿病標準診療マニュアル2022」のアルゴリズムとほぼ同じように薬剤を選択しています．違いは，GLP-1受容体作動薬（注射薬）はステップ4で検討すること，経口血糖降下薬の3～4剤併用で血糖コントロールが不良な場合は持効型インスリン製剤を検討すること，です．
　肥満型や血中Cペプチドでインスリン分泌能が保たれている場合は，持効型インスリン製剤よりもGLP-1受容体作動薬を優先します．

※2 日本糖尿病・生活習慣病ヒューマンデータ学会「糖尿病標準診療マニュアル2022」
　　https://human-data.or.jp/dm_manual

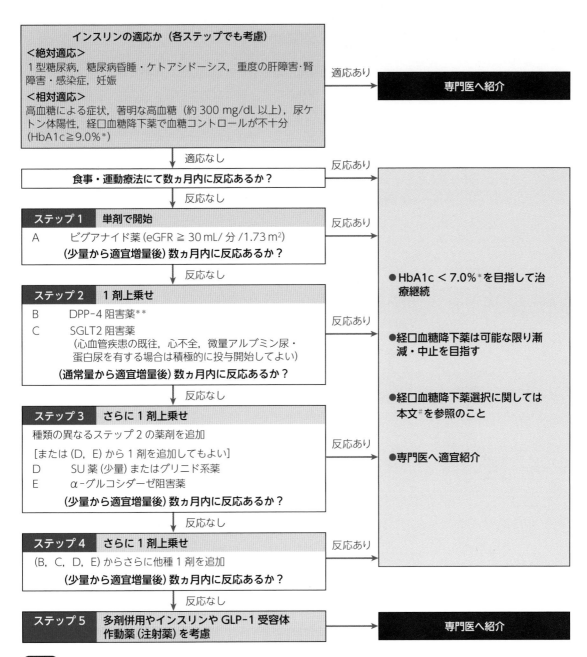

図2 糖尿病の治療の流れ

薬剤選択は血管合併症・低血糖に関するエビデンスの有無などにより判断した.

3～6カ月ごとに患者の病態や目標値を見直す.

薬物療法はステップ1から開始し,その先のステップではそれぞれの薬剤を上乗せする.ステップ1の薬剤を処方できない場合はステップ2から開始する.

詳細は本文#を参照のこと.

　＊：目標値については症例によって個別に定める(本文#参照)

＊＊：腎機能を勘案すること(本文#参照)

　#：糖尿病標準診療マニュアル2022. 日本糖尿病・生活習慣病ヒューマンデータ学会編

日本糖尿病・生活習慣病ヒューマン・データ学会：糖尿病標準診療マニュアル2022, 2022 より転載.

おわりに〜研修医へのメッセージ

　薬剤の選択においては，単独では低血糖をきたさないこと，体重を増やさないこと，心血管イベントを減らすエビデンスがあること，重大な副作用がないこと，安価なこと，が重要となります．

　また，平均BMIが32というアメリカ人2型糖尿病での大規模臨床試験でのエビデンスに基づくADA（アメリカ糖尿病協会）のガイドライン[4]が，日本人ではそのまま適応できない場合がありますので，注意しましょう．

　したがって，今回解説しました日本発の2つのアルゴリズムを基に，適切に薬剤を選択していきましょう．

引用文献

1）日本糖尿病学会：コンセンサスステートメント策定に関する委員会：2型糖尿病の薬物療法のアルゴリズム．糖尿病，65：419-434，2022
2）日本糖尿病・生活習慣病ヒューマン・データ学会：糖尿病標準診療マニュアル2022．2022
　https://human-data.or.jp/wp/wp-content/uploads/2022/03/DMmanual_18.pdf
3）日本糖尿病学会 編・著：「糖尿病治療ガイド 2022-2023」，文光堂，2022
4）American Diabetes Association：Standards of Medical Care in Diabetes-2022. Diabetes Care, S1-S264, 2022
　https://diabetesjournals.org/care/issue/45/Supplement_1

Profile

岩岡秀明（Hideaki Iwaoka）

八千代リハビリテーション病院 糖尿病・内分泌内科
（2023年4月から 鎗田病院 糖尿病・内分泌内科）
1981年千葉大学医学部卒，日本内科学会総合内科専門医，日本糖尿病学会専門医・研修指導医，日本内分泌学会専門医．編著書『ここが知りたい！糖尿病診療ハンドブック Ver.5』（中外医学社，2022），他多数．
趣味は，自動車・映画鑑賞・音楽鑑賞・読書．

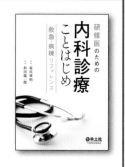

【第2章：もう迷わない！ 糖尿病治療薬がわかる】

自己注射や血糖測定指導のコツ

自己注射って大変なんです

廣田有紀

① 自己注射は手技の定期的な確認が必要である

② コツをつかめば最小限の痛みで血糖測定が可能になる

③ 自己注射や血糖自己測定を開始する患者さんの心情を察する

はじめに

　　自己注射と血糖自己測定はどちらも自ら自分の身体に針を刺す行為です．私たち医療者にとっては治療の1つであり避けて通れないものだと考えていても，患者さんにとってはとても勇気のいる行動です．患者さんが受け入れるのに時間がかかったとしても，患者さんの不安や問題に合わせてデバイスや機器，針を選択できれば，患者さんがストレスなく糖尿病治療を続けられるのではないでしょうか．

1 自己注射製剤のデバイスと注射手技を理解しよう

　　糖尿病治療の注射薬はインスリンが主流でしたが，昨今ではGLP-1製剤が次々に発売され，注射薬の選択肢が広がっています．自転車に例えると，製剤とデバイスの両輪のバランスがよければ患者さんは安全に走行できます．

1) デバイスの種類と特徴は？

　　現在市販されている注入デバイスは，バイアル型（シリンジ製剤），カートリッジ型，プレフィルド型に分類されます（表）．シリンジ製剤はインスリンポンプや輸液への混注に用いられることがほとんどであり，自己注射に用いられるのはカートリッジ型とプレフィルド型

表 各デバイスの分類と特徴

デバイスの分類		特徴
バイアル型		・1本あたりの薬液量が多い ・複数の患者に使用可能（毎回新しいディスポーザブルシリンジで吸引する） ・見た目に注射だとすぐにわかる ・携帯性が悪い
カートリッジ型	カートリッジ共通	・自己注射用の注入器と薬剤の入ったカートリッジが別々であり，注入器にカートリッジを組み込んで使用する ・プレフィルドより安価である ・冷蔵庫内の保管スペースが小さくてすむ ・廃棄物が少ない ・カートリッジを注入器に組込む操作が必要 ・注入器が破損すると注射できない ・分散保管しにくい ・カートリッジと注入器のメーカー間の互換性がない ・外観で製剤の種類の見分けが難しい
	ノボペン®系	・ノボペン®4はピストン棒を本体に押し込む ・注入時に注入ボタンは回転しないで押し込まれるので，斜めからでも押し込むことができる ・ノボペン®エコーはインスリンを0.5単位刻みで注入可能
	ヒューマペン®系	・サビオ®は円盤をカートリッジのゴムピストンに押し当てる ・ラグジュラ®はインスリンホルダーのとり付けに力が必要であり，また単位設定ダイアルの回転が軽いので注射直前に再度設定量の確認が必要である ・ラグジュラ®HDはインスリンを0.5単位刻みで注入可能
	その他	・イタンゴ®は注射針をとり外すときは，インスリンホルダーの先端と針ケースを被せた注射針をもってねじる
プレフィルド型	プレフィルド共通	・注入器にあらかじめ1～数十回分の薬剤が入っており，注入器は使い切りである ・カートリッジより高価 ・操作が簡単 ・携帯性がよい ・分散保管が可能 ・広い保管スペースが必要 ・廃棄物が多い
	フレックスペン®系	・注入ボタンは真上から押し込む ・注入ボタンを押し込む強さに比例して排出時の勢いが増す
	フレックスタッチ®系	・半自動型の注入機構を有する ・注入ボタンを軽く押すだけで注入が開始される ・投与量にかかわらず注入ボタンがせり出さない
	ミリオペン®系	・注入時のクリック音がなく，スムーズな注入 ・わずかでも注入ボタンに指がかかれば注入可能 ・比較的小さな手に馴染む形状 ・カートリッジホルダーの目盛りが見えにくい
	ソロスター®系	・投与量設定時のクリック音や感触にメリハリがない ・ブレのない注入が可能
	その他	・イノレット®はキッチンタイマー型の形状で投与量を示す数字が大きく，斜めからでも注入ボタンを押し込むことが可能 ・アテオスは1回使い切りの全自動型の注入機構を有し，注入ボタンを1度押すだけで注入までの操作を自動で行う

文献1，2より作成.

です．これらはその注入機構により手動型，半自動型，全自動型に分類されます※．そしてデバイスは，以下の点でメーカーにより特徴があり，患者さんがデバイスを選択するうえで重要な検討項目になります．

① キャップのとり外しやすさ
② 太さとグリップ感
③ 組立操作のしやすさ
④ 注射針のとり付けやすさ
⑤ 投与量設定の方法, ダイアルの表示法, クリック音, クリック感
⑥ 注入ボタンの形状, 注入ストローク, 注入抵抗, 安定感
⑦ 重量
⑧ 携帯性
⑨ 形状
⑩ デザイン[2]

2) 注射手技と薬剤の扱いを知ろう

注射手技を説明する前に確認しておきたい事項が6つあります．

① 新聞の文字が見えるか（視力）
② 指で米粒をつまめるか（単位設定）
③ ボタンをはめることができるか（針の取り扱い）
④ 箸で豆をつかめるか（手の震え）
⑤ 万年筆のインクを交換したことがあるか（カートリッジの交換）
⑥ リモコンを使えるか（機器の扱い）[2]

これらを確認することにより，理解力や手技力を評価することで個々に合った説明が可能になります．

❶ 懸濁製剤はガラス球を転がす

懸濁インスリン製剤は使用直前に十分に混和して再懸濁する必要があります．ノボラピッド®30ミックスやヒューマログ®ミックス50などの混合型インスリンアナログ製剤では，ガラス面についている沈殿を完全にはがし，はがした結晶を分散させます．そのためには，カートリッジに入っているガラス球を激しく動かさないといけないため，**手のひらで水平に転がす操作とひじを支点に上下に往復10回以上振る**操作を行います（図1）．また保管する際には結晶が偏らないようにするためにも，カートリッジを**横**にした状態で保管します．

※ 手動型 ：単位に比例して注入ボタンがせり出し，患者さんの力でボタンを押し込む必要がある従来の注入器
　半自動型：手動型より注入ボタンが伸びず，軽く握って押すだけで自動的に注入を開始する
　全自動型：キャップを外してロックを解除し，注入ボタンを押すと穿刺と注入が自動で開始する

❷ 空打ちはなぜするの？

　空打ちは，針先を上に向けて空気を上部に集め，注入ボタンをしっかり押し込み，インスリンが出ることを確認します（図2）．具体的な目的は，以下のとおりです[2]．

① 注入デバイスのシステムに異常がないことの確認
② カートリッジやゴム栓に亀裂がないことの確認
③ 注射針のカートリッジゴム栓への確実な穿刺
④ カートリッジ内の余分な空気の排出
⑤ 針詰まりがないことの確認
⑥ 液漏れが起きないことの確認

カートリッジ内のわずかな気泡は問題ありませんが，直径約5 mm以上の気泡があった場合は，カートリッジやゴム栓の破損，保管時に異常な温度変化（高温，凍結）があった可能性が考えられます．

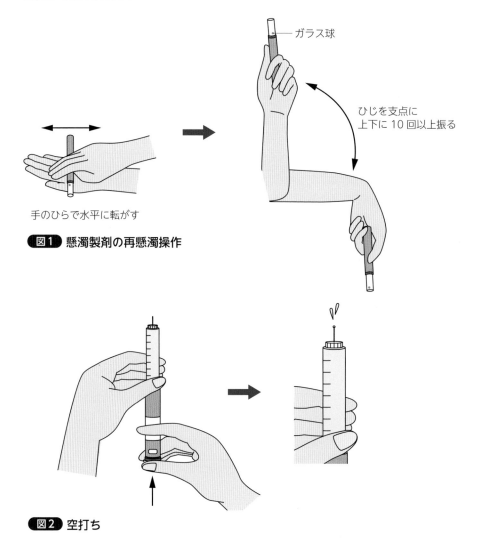

ガラス球

ひじを支点に
上下に10回以上振る

手のひらで水平に転がす

図1 懸濁製剤の再懸濁操作

図2 空打ち

❸ 注射部位のローテーションと，注射後は10秒数えて押したまま離す！

　腹壁や大腿部などの注射部位によって吸収時間に差があるため，注射部位の範囲内で注射場所はできるだけ集中しないようにローテーションさせます．同じ場所に注射を続けるとその部位が硬くなり，インスリンの吸収に差が生じます．つい注射しやすく痛みが少ない部位に注射しがちになるため，患者さんには**硬くなっているところ（＝インスリンボールと呼びます，図3）がないかを自ら確認**してもらい，その場所を避けて注射するように説明します．

　そして注入完了は，注入クリック音と注入抵抗で確認し，さらに目視でダイアルを確認します．その後注入ボタンを押したまま，決められた秒数以上数えてから針を引き抜きますが，そのカウント時間はデバイスによってさまざまです．そのなかでも一番長い時間で「時計を見ながら10数える」と患者さんには説明します．注入ボタンを押し続けながら抜針することは，デバイスへの血液の逆流の予防のために必要な操作です．

❹ 機能が低下している患者さんには

　表の特徴から適切なデバイスを選択しますが，**視力が低下している患者さんには操作が簡単なプレフィルド型**が向いています．単位設定の目視での確認は新聞の文字が見えないと難しいです．これは使用するデバイスの設定ダイアル回転時の感触や，クリック音を確認することで補足できます．**手指機能が低下している患者さんには，握りやすさでは箱型のイノレット®**がよいですし，**握力の低下では半自動型で注入抵抗が小さいフレックスタッチ®**が向いています．それでも適正な注射操作ができないときのために，各メーカーは手指機能を補うためにはサポート器具，視力を補うためには専用の拡大鏡を準備しています．

❺ 注射針の取り外しと捨て方

　注射が終わったら，注射針に針ケースをまっすぐにかぶせてから注入器からとり外します．取り付けたままにすると液漏れや空気が流入しやすくなります．また再使用すると刃先が変形し，痛みの増加，針詰まりしやすくなります．

　注射針は医療廃棄物です．廃棄にはルールがあります．専用の廃棄容器，または貫通しない容器に入れて，医療機関や薬局に持参するか，あるいは一般廃棄物として廃棄する場合は自治体の規則に従います．

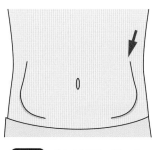

図3 インスリンボール

❻ 注射製剤の保管

　一般に未使用の製剤は2～8℃，使用中のものは室温（1～30℃）に保管します．室温より高温または低温（凍結）で保管した場合，薬液が性状変化するだけではなく，デバイスに異常が出ることがあります．真夏の自家用車内は70℃ほどまで上昇するため，車内に長時間放置しないようにします．冷蔵庫内も冷気の吹き出し口付近やチルド室は0℃以下になるため，扉付近や野菜室に保管することをすすめます（図4）.

 ここがピットフォール

　注射手技は「慣れ」によって乱れてくる！ 少なくとも年1回は注射方法と手技を確認し，注射部位の観察と触診をしましょう．

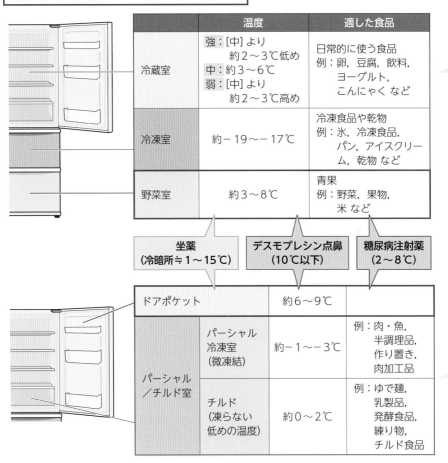

吹き出し口近くは温度がさらに低くなります．
薬は凍結を避けて保管していただくことが重要です．

	温度	適した食品
冷蔵室	強：[中]より 　　約2～3℃低め 中：約3～6℃ 弱：[中]より 　　約2～3℃高め	日常的に使う食品 例：卵，豆腐，飲料， 　　ヨーグルト， 　　こんにゃく など
冷凍室	約−19～−17℃	冷凍食品や乾物 例：氷，冷凍食品， 　　パン，アイスクリーム，乾物 など
野菜室	約3～8℃	青果 例：野菜，果物， 　　米 など

「強」は凍結する可能性があります！！

坐薬（冷暗所≒1～15℃）　デスモプレシン点鼻（10℃以下）　糖尿病注射薬（2～8℃）

		温度	適した食品
ドアポケット		約6～9℃	
パーシャル／チルド室	パーシャル冷凍室（微凍結）	約−1～−3℃	例：肉・魚， 半調理品， 作り置き， 肉加工品
	チルド（凍らない低めの温度）	約0～2℃	例：ゆで麺， 乳製品， 発酵食品， 練り物， チルド食品

凍結の恐れがあります

図4　薬剤の冷蔵庫内の適正な保管場所
　未使用の糖尿病注射薬の保管はドアポケットや野菜室が理想的です．最近の冷蔵庫は以前よりも高機能になり，細かく部屋が分かれています．特にGLP-1受容体作動薬のアテオス®はほかのデバイスよりも場所をとるため，つい広い場所を求めて低温になる場所に保管していることがあります．薬局ではこのような資材を使いながら定期的に保管方法を説明しています．

2　血糖自己測定（SMBG）の機器と測定法を理解しよう

1）血糖測定器にはどんな種類がある？

　　　自己血糖測定（self-measurement of blood glucose：SMBG）に用いられる血糖測定器の画面表示は最近では大きく見やすいものが多いです．センサーは薄い平面だとつまみにくいですが，立体型だとつまみやすく機器に装着しやすいです．またスマートフォンのようにカスタマイズシールを用意している機器もあり，患者さんの身体的機能や好みにより選択が可能になっています．最近は間歇スキャン式持続血糖測定器（intermittently scanned CGM：isCGM）が話題です〔「糖尿病をめぐる最近のデバイスとインスリンポンプ療法」（p.3152）参照〕．

2）穿刺法の方法とポイントを知ろう

　　　穿刺針と器具も多種多様になりました．痛みの軽減のためのより細い針，穿刺の深さを調節可能な器具，携帯性を重視した一体型の針などがあります．

❶ どこに刺す？

　　　穿刺部位は，一般的には指先の指腹，指横，手のひら，上腕／前腕，耳朶，大腿ですが，測定精度が高く，血液も出やすいため指先が最も使用されています．指腹より**指の側面の方が，痛みが少なく採血しやすい**です．しかしながら，指先を使用する職業では適しません．手のひらは，血液は指先よりも出にくいですが，測定精度は指先と同程度です．器具や機器が推奨する穿刺方法から選択するとよいでしょう．また，穿刺する皮膚も厚くなり深く穿刺できないこともありますので，穿刺場所をローテーションする必要があります．

 ここがポイント

　　部位により測定精度の違いがあるので，穿刺場所のローテーションは，同じ部位のなかで行う！

❷ 血液が出にくいときは

　　　最新の機器では以前のものより血液量が少なくても測定できますが，穿刺後に血液が出にくいときは指先を過度に圧迫して絞り出しがちです．しかし，血液ではなく体液が出て，測定精度が低下するため血液の絞り出しは**図5A**のように指の下部から穿刺部位へ押し出すように圧迫します．それ以外の部位では，穿刺部位付近を専用のキャップを用いて軽く圧迫します（**図5B**）．

　　　穿刺前に採血部位をマッサージしたり，温めたり，穿刺の深さを変更しておくことも有効です．怖がるとかえって針が浮いてしまい，痛みは強いのに血液が出ないことがあります．浅めの深さに設定して，机の上などに手を置いてやや押し付けるように穿刺すると，痛みが少なく十分量の血液を出すことができます．また心臓よりも下の位置で圧迫した方が血液は出やすいです．

A) 指先
① ② ③

B) 指先以外の部位

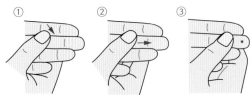
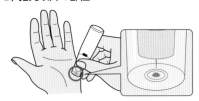

図5 指先の圧迫（A）と指先以外の部位での圧迫（B）
指先（A）では①②③のように指先に向けて押し出すように圧迫する.
文献3より引用.

❸ 血糖の測定値に影響を与える要因は？

　　ヘマトクリット値は，貧血患者さんや透析患者さんのようにHt 20％を下回ると血糖値は高値に，新生児や生理前の女性などのようにHt 55％を上回ると低値を示すことがあります[4]．アスコルビン酸は経口摂取により血中濃度が上昇すると血糖高値に，また，果物を触った手指を十分に手洗いせずに測定した場合にも，高値を示すことがあります．

　　血糖測定器とセンサーはメーカー間で互換性はなく，違うメーカーのセンサーを挿入するとエラーまたは誤った値を示しますので，自己購入する際には間違わないように注意が必要です．

3 高齢者に配慮したサポート

　　一般的に高齢者は理解力，手指機能，視力が低下しているため，自己注射の注入デバイスはプレフィルド型，血糖測定はつまみやすい立体型のセンサーの機器がよいでしょう．もし家族，介護者によるサポートが受けられない場合は，訪問看護やデイサービス，施設入居により自己注射の継続は可能です．週1回投与のGLP-1製剤が発売になってからは，介護サービス利用日に施行することが増えてきました．すべてを委ねるのではなく，残存している機能はなるべく維持するために，例えば単位設定は医療者がサポートし，実際の注射は医療者の見守りのもとで自己にて行うことが，長年自己注射を行ってきた患者さんの尊厳を守ることにもなります．

4 アルコール消毒綿が不足しているとき

　　自己注射やSMBGを行う際には，原則として「手洗い」と穿刺または注射箇所の「清拭」「消毒」「乾燥」の手順が推奨されていますが，災害時などアルコール消毒綿が不足してしまうことがあります．やむをえず「消毒」ができない場合には，いつもの「手洗い」の後，針を刺す箇所を「清拭」し，十分に「乾燥」してから穿刺または注射を行うとよいでしょう[5]．アルコール消毒綿の代替品を使用する際には，オキシドールやマキロン®（ベンゼ

トニウム塩化物）では偽低値に，イソジン®（ポビドンヨード）では偽高値になるので注意が必要です．

■ おわりに〜研修医へのメッセージ

　自己注射やSMBGは患者さんの立場で考えることが大切です．先生方ご自身で触って，注入デバイスや血糖測定器の特徴をつかみましょう．病院では採用品が限られているとは思いますが，患者さんの心情を読みとり，なるべくその方に合うデバイスや注射針，機器を選択していただきたいです．注射薬をはじめ，糖尿病の治療法は進歩が著しいです．常にアップデートを心掛けてください．

■ 引用文献

1）朝倉俊成：適正な注射手技．「糖尿病の薬学管理必携 糖尿病薬物療法認定剤師ガイドブック」（清野 裕，他 / 監，日本くすりと糖尿病学会 / 編），pp191-201，じほう，2017
2）「糖尿病治療マスターのための注射療法マニュアル」（清野弘明，朝倉俊成 / 編著），南江堂，2020
　　↑デバイスの特徴などエビデンスが詰まった書籍です．もっとくわしく知りたいときにはオススメの一冊です．
3）虎石顕一，他：採血方法「医療従事者に知って欲しいSMBG 血糖自己測定手技のマニュアル」（朝倉俊成 / 編，朝倉俊成，他 / 著），p23，メディカルレビュー社，2015
4）菅野宙子，他：血糖自己測定器7機種の基礎性能評価．医学と薬学，71：743-754，2014
5）「くすりと糖尿病 Vol.10 別冊 糖尿病薬物療法 継続的薬学管理のためのてびき」（日本くすりと糖尿病学会 / 編），2021

■ 参考文献・もっと学びたい人のために

1）「糖尿病医のとうにょうびょう日記」（田中 慧：おだ Q/ 著），クリニコ出版，2022
　　↑患者でもある糖尿病専門医による，患者・医師双方の目線からの本です．どの書籍にも載っていなかった遺伝子解析や実践的な情報にワクワクし，大変勉強になりました．

Profile

廣田有紀（Yuki Hirota）

株式会社九品寺ファーマ せいら調剤薬局
日本糖尿病療養指導士，糖尿病薬物療法認定薬剤師，肥満症生活習慣改善指導士
チーム医療の一員であった病院薬剤師から，地域包括ケアの一員の薬局薬剤師になったことで，患者さんの生活が見えるようになりました．医師の先生方と患者さんの橋渡しができるよう励んでいます．

【第2章：もう迷わない！ 糖尿病治療薬がわかる】

糖尿病をめぐる最近のデバイスとインスリンポンプ療法

三木祐哉

① 持続グルコース測定（CGM）によって血糖管理は点から線へ！
② CSII療法やSAP療法できめ細やかな基礎インスリン注入量設定が可能となった

はじめに

　　内因性インスリン分泌が低下あるいは枯渇している患者さんでは，頻回の血糖自己測定（self-monitoring of blood glucose：SMBG）を併用してインスリンをペン型注射器で1日3回以上注射する頻回注射療法が一般的に行われます．しかしそのような患者さんのなかには，それらの治療を行っても血糖コントロールに難渋する方がいます．そういった患者さんでは1日の血糖変動を確認できる持続グルコース測定（continuous glucose monitoring：CGM）やインスリンを持続的に皮下投与するインスリンポンプ療法〔持続皮下インスリン注入療法（continuous subcutaneous insulin infusion：CSII）〕あるいはその両者を併用したsensor augmented pump（SAP）療法を使用して血糖コントロールを行うことがあります（図1）．本稿ではそれらの機器の利点や注意すべきポイントなどを中心に概説します．

1 持続グルコース測定（CGM）～血糖変動を可視化

　　血糖コントロールの指標として血糖値やHbA1cは広く用いられていますが，これらの指標では日内変動や日差変動といった短期的な血糖変動を捉えることが難しいです．しかしCGMの登場によりそれらの評価が可能となり，例えば就寝中などSMBGが行いにくい時間帯での血糖変動をCGMで評価することで，その時間の低血糖や高血糖を減らすことや

無自覚性低血糖既往などのある患者さんの低血糖に対して未然に対策ができることが期待できます．ただし，CGMは血糖値を直接的に測定するのではなく，毛細血管から移動してきた間質液中のグルコース濃度（グルコース値）を測定し血糖値に近い値に換算して表示しており，グルコース値は血糖値より約5〜10分ほど遅れて変化するとされています（図2）．そのため，CGMで低グルコース値あるいは高グルコース値の表示が出た場合はSMBGで血糖値も評価する必要があります．

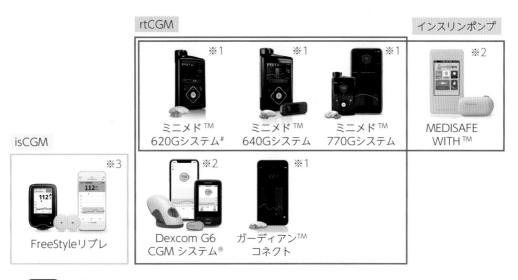

図1 本邦で使用できるCGMやインスリンポンプ
※1 画像提供：日本メドトロニック株式会社.
※2 画像提供：テルモ株式会社.
※3 画像提供：アボットジャパン合同会社.
ミニメド™620Gシステムは国内販売終了済み
isCGM：intermittently scanned continuous glucose monitoring（間歇スキャン式持続グルコース測定）
rtCGM：real time continuous glucose monitoring（リアルタイム持続グルコース測定）

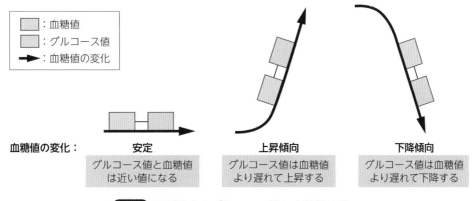

図2 間質液中のグルコース値と血糖値の違い

1) 間歇スキャン式持続グルコース測定 (isCGM)

　　間歇スキャン式持続グルコース測定〔intermittently scanned CGM：isCGM；FreeStyle リブレ（アボットジャパン合同会社）〕は通称フラッシュグルコースモニタリングとも呼ばれ，リーダーやスマートフォンでセンサーをスキャンしてデータ読みとりを行います（図3）．スキャン間隔が8時間以上あくとデータが欠損しますので，データ欠損が多い場合はスキャン頻度を増やすように指導します．isCGMでは1分ごとに測定されたグルコース値を15分ごとに記録してスキャンの際に表示するため，**実際の血糖変動が大きいときはモニターに表示される血糖変化は実際の血糖より遅れて動きます**．現時点のisCGMは低血糖や高血糖に対するアラート機能は搭載されていないため，**血糖変化に対応するためには患者さん本人が血糖トレンドを確認・予測することが重要です**．

2) リアルタイム持続グルコース測定 (rtCGM)

　　リアルタイム持続グルコース測定〔real-time CGM：rtCGM；Dexcom G6 CGM システム®（テルモ株式会社），ガーディアン™コネクト（日本メドトロニック株式会社）〕ではセンサーから常に専用の受信機器やスマートフォンにデータが送信されており，モニターにグルコース値の推移が表示されます．また低グルコースや高グルコースに対するアラート機能や，低グルコース・高グルコースの予測アラート機能が搭載されており，患者さんの状況に合わせてアラート設定を行うことができます．低血糖リスクのある患者ではアラートを活用することによって低血糖時間の減少が期待できます[1]．これまでrtCGMの保険適用は急性発症あるいは劇症1型糖尿病患者さんもしくは内因性インスリン分泌が枯渇（空腹時血清Cペプチド 0.5 ng/mL 未満）している2型糖尿病患者さんとなっていることやrtCGMの使用に対して施設条件もあったため，isCGMに比べると使用できる機会は少なかったですが，2022年12月よりテルモ社のDexcom G6 CGMシステム®の保険適用が拡大され，病型に関わらずインスリン製剤の自己注射を1日1回以上行っている患者さんに

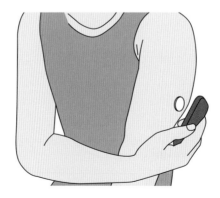

図3 ● FreeStyle リブレによる測定
アボットジャパン合同会社 FreeStyle リブレ web ページ「使用方法」より転載
(https://www.myfreestyle.jp/patient/howto/measure.html).

使用できるようになりました[2]. 今後, rtCGM をする患者さんが増えていくことが予想されます.

> **ここがピットフォール**
>
> CGM で低グルコース値または高グルコース値の表示が出た場合は SMBG が必要になる！

2 持続皮下インスリン注入（CSII）療法 ～生活に合わせてインスリン注入

持続皮下インスリン注入（continuous subcutaneous insulin infusion：CSII）療法は, 超速効型インスリンなどをインスリンポンプで持続的に皮下組織に注入する治療法です. インスリンを持続的に投与することで基礎インスリンを補充しますが, 個別にプログラミングすることで基礎インスリン注入量を自由に変更できます. 健常者も糖尿病患者も基礎インスリン分泌に日内変動があり, 単回の持効型インスリン施注だけでは基礎インスリンの日内変動を再現することは難しいですが, **インスリンポンプは時刻に合わせて基礎インスリン注入量を設定することで血糖値の安定化が期待できます**[3].

また, 食事に対する追加インスリンもボタン操作のみで投与可能で, 頻回に注射する必要がなくなります. コース料理など時間をかけて食事する場合にはインスリン注入速度を調整することもでき, **生活スタイルに合わせたインスリン投与が可能**です. 実際の追加インスリンの注入量はカーボカウントを利用することが多いですが, 具体的な話は成書に譲ります.

3 SAP 療法 ～グルコース測定とインスリン注入を一体化

SAP（sensor augmented pump）療法は rtCGM とインスリンポンプが一体化した機器を使用する治療法です. 常にポンプ本体の画面に現在の測定値とそのトレンド, および過去3時間の推移が表示されています. メドトロニック社のミニメド™640G システムでは, 低グルコースが予測される場合にインスリン注入を停止する機能があり（スマートガード機能）, 血糖が上昇トレンドになるとインスリン注入を再開することで低血糖時間の減少が期待されます[4]. さらにメドトロニック社のミニメド™770G システムでは, rtCGM から得られた情報と過去のインスリン注入履歴から基礎インスリン注入量を自動調整する機能（ハイブリッドクローズドループ）を有しています.

4 日常生活におけるCGMとCSII療法・SAP療法の注意すべきポイント

CGMやインスリンポンプの使用は糖尿病患者にとって血糖コントロールが良好になることや血糖変動が小さくなることで，QOL改善が期待できます．その一方でこれらのデバイスは日常生活で使用する際にいくつか注意するポイントがあります．

1) カニューレ閉塞

インスリンポンプは体内にインスリンを少量ずつ注入して，基礎インスリンを補充しています．カニューレ閉塞によりインスリン注入がされていない状態が続くと高血糖が引き起こされ，対応が遅れるとケトアシドーシスに至ることもあるため，カニューレ閉塞が疑われたら本人による交換が必要となります．**交換がしにくい外出時などではペン型インスリンの携帯を指導しておくことも大切です．**

2) X線，CT，MRI等の検査時のCGM，インスリンポンプの取り扱い

CGMやインスリンポンプは単純X線検査，CTなど放射線検査やMRIによって影響を受ける可能性がありますので，撮影時にはそれらのデバイスを外す必要があります．具体的な対応については日本糖尿病協会のホームページに製品ごとの取り扱い一覧のリーフレットがあります[5]．もし誤って持ち込んだ場合はその後の使用を控えます．

3) アラート機能に対するストレス

アラート機能を使用すると低血糖の予防や高血糖への補正インスリン投与がしやすくなりますが，アラートに対する対処への理解度の低さや頻回のアラート作動などにより患者さんに精神的な負担が大きくなると自身でアラート設定を解除してしまうことがあります．そのため患者さんの理解度や状況に合わせて段階的にアラートを設定していくことが大切です．

4) そのほか日常生活での注意点

インスリンポンプは電子機器のため水や熱に弱く．入浴・シャワー・サウナや海水浴・プールの際には取り外す必要があります．ただし，1時間以上ポンプを外す場合はインスリン皮下注射の検討が必要になります．

おわりに〜研修医へのメッセージ

今回取り上げたデバイスについて表にまとめました．最新のデバイスによって糖尿病治療は目まぐるしく変化しています．SAP療法が著しく進歩しており，基礎インスリン注入量を自動で調整することも可能となりました．またisCGMや一部のrtCGMの適応が拡大

表 本邦で使用できるCGMやインスリンポンプの特徴と適応

	isCGM	rtCGM		インスリンポンプ	SAP療法		
機種	FreeStyle リブレ	Dexcom G6 CGMシステム®	ガーディアン™ コネクト	MEDISAFE WITH™	ミニメド™ 620G システム	ミニメド™ 640G システム	ミニメド™ 770G システム
特徴	・上腕に装着 腹部に装着	・腹部に装着	・腹部などに装着	・腹部などに装着	・腹部などに装着	・腹部などに装着	・腹部などに装着
	・リーダーあるいはモバイル機器でセンサーをスキャンするとグルコース値が表示	・専用機器あるいはモバイル機器のモニターに表示	・モバイル機器のモニターに表示(モバイル機器が必要)	・生活スタイルに応じてインスリン注入量を設定できる	・生活スタイルに応じてインスリン注入量を設定できる	・生活スタイルに応じてインスリン注入量を設定できる	・生活スタイルに応じてインスリン注入量を設定できる
	・最長14日間測定可能	・最長10日間測定可能	・最長7日間測定可能	・貼り付け式のポンプで,チューブねじれの心配がない	・rtCGMとインスリンポンプを一体化	・rtCGMとインスリンポンプを一体化	・rtCGMとインスリンポンプを一体化
	・低グルコース値や高グルコース値に対するアラート機能は有さない	・低グルコース値や高グルコース値へのアラート機能を有する	・低グルコース値や高グルコース値へのアラート機能を有する	・リモコンで操作する	・ポンプ本体で操作する	・ポンプ本体で操作する ・低グルコースを予測してインスリン注入停止(スマートガード)	・ポンプ本体で操作する ・rtCGMと過去のインスリン注入履歴から自動調整(ハイブリッドクローズドループ)
適応	・病型に関わらずインスリン製剤の自己注射を1日に1回以上行っている患者	・病型に関わらずインスリン製剤の自己注射を1日に1回以上行っている患者(2022年12月より)	・1型糖尿病患者 ・膵全摘後患者 ・内因性インスリン分泌欠乏(空腹時Cペプチド0.5 ng/mL未満)の2型糖尿病患者(ただし施設要件を満たす必要あり)	・従来の頻回インスリン注射療法では血糖値が不安定な成人1型糖尿病もしくは,インスリン分泌が著しく低下した2型糖尿病 ・厳格な血糖コントロールが必要な,妊娠を計画中もしくは妊娠中の1型もしくは2型糖尿病 ・小児1型糖尿病[6]	・血糖コントロールが不安定な1型糖尿病患者または膵全摘後患者 ・低血糖発作を繰り返す等重篤な有害事象が起きている血糖コントロールが不安定な2型糖尿病で,医師の指示に従い血糖コントロールを行う意思のある患者(上記かつCSII療法を施行している患者)		

isCGM：intermittently scanned continuous glucose monitoring（間歇スキャン式持続グルコース測定），rtCGM：real time continuous glucose monitoring（リアルタイム持続グルコース測定），SAP：sensor augmented pump，CSII：continuous subcutaneous insulin infusion（持続皮下インスリン注入）

するなど急速にCGM機器の普及が広がっています．今回取り上げたisCGMやrtCGM以外にも検査目的に使用するFreeStyleリブレ Pro（アボットジャパン合同会社）もあり，当院でも膵切除患者や1型糖尿病患者の入院患者で積極的に利用しインスリン調整を行っています．今後，このような機器を利用する患者さんも増えていきますのでこれらの機器の正しい理解が大切です．

引用文献

1) Hermanns N, et al：Impact of CGM on the Management of Hypoglycemia Problems: Overview and Secondary Analysis of the HypoDE Study. J Diabetes Sci Technol, 13：636-644, 2019（PMID：30841740）

2) 日本糖尿病学会：リアルタイム CGM 適正使用指針. 2022
http://www.fa.kyorin.co.jp/jds/uploads/CGM_usage_guideline.pdf（2022 年12月1日 閲覧）

3) Scheiner G & Boyer BA：Characteristics of basal insulin requirements by age and gender in Type-1 diabetes patients using insulin pump therapy. Diabetes Res Clin Pract, 69：14-21, 2005（PMID：15955383）

4) Zhong A, et al：Effectiveness of Automated Insulin Management Features of the MiniMed® 640G Sensor-Augmented Insulin Pump. Diabetes Technol Ther, 18：657-663, 2016（PMID：27672710）

5) 日本糖尿病協会：糖尿病医薬品・医療機器等適正化委員会
https://www.nittokyo.or.jp/modules/doctor/index.php?content_id=38#cgm

6) 小林 哲郎, 他：日本先進糖尿病治療研究会によるCSIIおよびCGMに関するステートメント. 糖尿病, 57：403-415, 2014

参考文献・もっと学びたい人のために

1)「インスリンポンプ療法マニュアル 改訂第3版」（小林哲郎, 難波光義 / 編）, 南江堂, 2020
↑CGM, CSII 療法, SAP 療法に関して細かく記載されています. それらのデバイス装着した患者さんを担当することになったら該当箇所の一読をお勧めします.

Profile

三木祐哉（Yuya Miki）

大阪公立大学大学院医学研究科 代謝内分泌病態内科学
糖尿病治療で血糖コントロールをよくするためには, 患者さんの生活に合わせて治療方法を考えることが大切です. 目の前の患者さんの生活や想いを傾聴して診療することを心がけています.

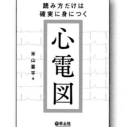

【第3章：病棟・救急でデキる！ 血糖コントロール】

病棟で血糖コントロールがデキる！
場面別に研修医の困った！を解決

藤澤玲子，渡邉大督，長江亮太

① 教育入院の目的は患者さんが糖尿病の自己管理ができるように支援することである
② 血糖値悪化のさまざまな原因について探索し，その理解に基づいて治療法を考える
③ 絶食，点滴管理時に高血糖となった場合，まずはインスリン治療で対応する
④ ステロイドの投与量が多い症例では，一時的にインスリン治療で積極的に管理する
⑤ 周術期には術後合併症を予防する観点から，術前からの良好な血糖コントロールが重要である

はじめに

　　わが国において成人の約4人に1人が糖尿病もしくはその予備軍といわれています．内科以外の研修でも糖尿病の患者さんの血糖管理を経験する場面は必ずやってきます．
　　それぞれの場面で適切な対応ができるようにしましょう．

1 教育入院の患者さんにはどのように対応するの？

　　糖尿病の教育入院は，患者さん自らが食事療法や運動療法などを実践しながら学んでいくシステムで，退院後に自主的に治療に取り組めるように治療上の問題点を患者さんとともに考え，自己管理が行えるよう支援することが目的です．そのため教育入院では，種々のメディカルスタッフが携わります．はじめて糖尿病を指摘された患者さんのみならず，治療経過中に血糖コントロールが悪化した際にもくり返し行うことがあります．

症例1

　60歳代女性，身長152 cm，体重60 kg，BMI 26.0 kg/m².

　5年前に糖尿病予備軍を指摘されるも，その後は健診の受診なし．運動習慣はなく，間食が増えていた．この3年間で体重は5 kg増加し，今年の健診でHbA1c 8.0 %，空腹時血糖156 mg/dLで糖尿病と診断され，教育入院をすすめられた．

既往歴：20歳時 虫垂切除術．

生活歴：ビール350 mL/日，喫煙習慣なし．

家族歴：父が糖尿病，母が脂質異常症．

食事内容：野菜が少なく，ごはんや麺類が多い．間食にくだものや菓子パンを摂取．

血液検査：随時血糖210 mg/dL，HbA1c 8.0 %，Cペプチド4.5 ng/mL，抗GAD抗体＜5.0 U/mL，AST 32 U/L，ALT 56 U/L，eGFR 54 mL/分/1.73 m²

尿検査：尿糖（3＋），尿ケトン体（－），尿蛋白（－），尿中アルブミン12.8 mg/g・Cr.

● 教育入院で行うこと

　糖尿病治療と糖尿病教育を平行して行い，多職種からなる糖尿病療養指導チームで役割を分担・連携して実施します．約1週間の教育入院スケジュール例を示します（表1）．最近では円滑で効率的な実施のためクリニカルパスを使用することが増えています．

❶ 血糖高値の原因を考える
❷ 糖尿病の病態を確認する

　食習慣や運動習慣，体重の増減，さらには心因的要因なども含め日常生活での問題点を洗い出します．すでに治療中の場合は，服薬アドヒアランスやインスリン注射の手技なども確認する必要があります．体重減少がある場合，内因性インスリン分泌能は保たれているのか，血中・尿中Cペプチド，膵島関連自己抗体などを確認し，常に1型糖尿病の存在を念頭に置いておく必要があります．体重増加や肥満を伴ったインスリン抵抗性が強いと思われる場合は2型糖尿病以外にも，悪性腫瘍の合併や内分泌疾患，肝疾患などに伴う種々の糖尿病があり，まずは病態を把握することからはじめます．

表1　教育入院のスケジュール例

	午前	午後
1日目		糖尿病とは？（医師）
2日目	運動療法のコツ（理学療法士）	糖尿病合併症について（医師）
3日目	食事療法って何ですか？（管理栄養士）	
4日目	糖尿病とうまく付き合う（臨床心理士）	検査結果の見方，考え方（臨床検査技師）
5日目	糖尿病の治療薬（薬剤師）	日常生活の注意点（看護師）
6日目		DVD視聴（糖尿病についておさらい）

❸ 合併症の評価

　糖尿病の罹病期間が長ければ合併症が進行していることが予想されます．細小血管障害（神経障害，網膜症，腎症）や大血管障害（虚血性心疾患や閉塞性下肢動脈硬化症），歯周病とともに，脂質異常や高血圧の有無も同時に評価します．さらに，特に高齢者ではサルコペニアやフレイル，認知症，悪性疾患の有無を確認します．

❹ 栄養指導

　食事療法では体重に見合った摂取カロリーを医師が設定します．目標の体重は患者さんの年齢や病態によって個別化を図ることが重要とされ，『糖尿病診療ガイドライン2019』より従来の"標準体重"から"目標体重"との表現になりました．従来は一律にBMI 22を目標体重設定に使用してきましたが，総死亡が最も低いBMIは年齢によって異なり一定の幅をもたせた，取り組みやすい算出法になりました（表2）．主に管理栄養士が指導にあたりますが，食事療法が継続可能になるように情報共有をしましょう．

ここがポイント

　研修医はできるだけ担当患者さんの栄養指導に同席しましょう．必ず大きな学びがあります．

❺ 血糖管理

　各食前や食後2時間の1日4〜6検の血糖測定を開始し，必要に応じてインスリン投与を開始します．糖毒性（高血糖によるインスリン分泌不全，インスリン感受性低下）が解除できれば個々の病態，合併症，併存疾患を考慮し経口血糖降下薬を開始します．

表2　食事療法での摂取カロリーの算出（目標体重と身体活動量の目安）

・総エネルギー摂取量（kcal/日）＝目標体重×エネルギー係数
・目標体重の目安（kg） 　65歳未満　：〔身長（m²）〕×22 　65〜74歳：〔身長（m²）〕×22〜25 　75歳以上　：〔身長（m²）〕×22〜25* 　＊75歳以上では，フレイル，ADL低下，併発症，身体組成，食事摂取量や代謝状態により個別対応
・身体活動量レベルと病態によるエネルギー係数（kcal/kg） ① 軽い労作（大部分が座位の静的活動）：25〜30 ② 普通の労作（座位中心だが通勤・家事，軽い運動を含む）：30〜35 ③ 重い労作（力仕事，活発な運動習慣がある）：35〜 肥満で減量が必要な場合はエネルギー係数を小さく，フレイルがある場合には実際の身体活動レベルにかかわらずエネルギー係数をより大きく設定できる．

文献1より作成．

食事は1,400 kcal/日〔27.5 kcal/kg（目標体重）〕に設定し，教育コースを開始した．糖毒性解除のため各食直前のインスリン頻回注射を行った．糖尿病網膜症やそのほか大血管障害，悪性腫瘍の併存はなかった．内因性インスリン分泌能は保たれており，最終的にインスリンは離脱し，メトホルミン1回250 mg 1日2回のみで良好な血糖コントロールとなり退院した．

2 血糖コントロール不良の患者さんの治療入院

2型糖尿病の治療を中断していた患者さんが久しぶりに外来にやってきましたがHbA1c 12％と高値でした．このような場合はどのように対応すればよいでしょうか．症例に沿って一緒に考えてみましょう．

症例2

50歳代男性，身長165.4 cm，体重77.7 kg，BMI 28 kg/m^2
30歳代で糖尿病を指摘され，近医でメトホルミンを投薬されていたが3年前から通院を自己中断．この2カ月で3 kgの体重減少あり倦怠感が強く内科を受診し，高血糖を指摘され専門病院に紹介．随時血糖268 mg/dL，HbA1c 11.9％であり血糖コントロール，合併症評価目的に入院した．
既往歴：なし，**生活歴**：飲酒歴なし，喫煙：50本/日×30年．
家族歴：母が糖尿病，**職業**：建築業で力仕事，転勤が多い．
食事内容：朝はコンビニのサンドイッチ，昼夕は外食が多い．間食ほぼなし．
血液検査：随時血糖268 mg/dL，HbA1c 11.9％，Cペプチド1.8 ng/mL，抗GAD抗体＜5.0 U/mL，AST 12 U/L，ALT 14 U/L，BUN 20 mg/dL，Cr 1.5 mg/dL，eGFR 40 mL/分/1.73 m^2
尿検査：尿糖（4＋），尿ケトン体（－），尿蛋白（±），尿中アルブミン350 mg/g・Cr.

1）血糖が上がってしまった原因は？

❶ 糖尿病の病態の確認

Cペプチドが認められ，抗GAD抗体も陰性であり2型糖尿病と考えられます．ただし尿ケトン体はないものの体重減少もあり糖毒性下で内因性インスリンは低下してきていると考えられます．

❷ 服薬アドヒアランスはどうか？

本例は経口血糖降下薬の中断があります．特に**高齢者では服薬アドヒアランスが不良で残薬が多い**ことがよくあります．インスリン使用者では注射部位に偏りがないか（インスリンボールの存在）の確認も重要です．

❸ 体重や生活習慣に変化はないか？

変化がある場合には，食事・飲酒・運動習慣・ストレスなどその生活背景を聴取します．

❹ 血糖を上げる併存疾患はないか？

本例では炎症所見はなく，胸部単純X線，胸腹部CT，便潜血検査，内視鏡検査などを行いましたが悪性腫瘍，膵疾患，肝疾患は認められませんでした．

❺ 薬剤による血糖上昇は？

本例では被疑薬は特にありませんが，ステロイド（外用薬含む，❺参照）や免疫抑制薬，ホルモン剤，抗精神病薬，インターフェロンの使用などで上昇することがあります．

> **患者さん個人の事情がある可能性も？**
>
> 治療中断にはさまざまな理由があると思います．仕事が忙しい，コロナで経済的に苦しい，家庭の事情がある（小さい子どもがいる，親の介護があるなど），体調がよいので受診しなかった，などよくお話されます．中断してしまったことを否定せず，患者さんの「なぜ？」に耳を傾け，今後どうしたら中断しないかを患者さんと一緒に考えましょう．

2）治療をどうする？

高血糖時は糖毒性の解除のためインスリンによる治療が原則です．1型糖尿病や内因性インスリン分泌能が低下している場合，肝硬変やステロイド治療が高血糖の原因である場合には頻回インスリン療法を継続します．一方，内因性インスリン分泌能を保持している場合には，合併症や併存疾患に留意してメトホルミンやSGLT2（sodium-glucose cotransporter 2）阻害薬，GLP-1（glucagon-like peptide-1）受容体作動薬などを併用します．詳しくは日本糖尿病学会による「2型糖尿病の薬物療法のアルゴリズム」[2]を参考にしてください〔「糖尿病治療療薬の種類と使い分け」図1（p.3136）参照〕．これまで海外で糖尿病の治療アルゴリズムが発表されていましたが，最近わが国でもこのような薬物治療アルゴリズムが作成されました．そのほかメトホルミンのみ，インスリン以外の薬剤と持効型インスリンの併用など，個々の状態に応じて薬剤やインスリン回数などを決定します．**急激な血糖低下は糖尿病網膜症の悪化を招く恐れがあり注意が必要**です．必ず眼科の受診をすすめましょう．

> **症例2の治療例**
>
> 食事は1,700 kcal/日〔28 kcal/kg（目標体重）〕に設定し，糖毒性解除のため基礎インスリンとともに食直前のインスリン頻回治療を開始した．単純糖尿病網膜症，慢性腎障害を認めたが大血管障害や悪性腫瘍の合併はなかった．最終的にインスリン グラルギン（ランタス®）8単位，およびSGLT2阻害薬〔エンパグリフロジン（ジャディアンス®）10 mg 1日1回〕で退院可能となった．

3 糖尿病患者さんが絶食，点滴になった！ 血糖値の管理をどうする？

入院中に担当の糖尿病患者さんが，吐血，誤嚥性肺炎等で急に絶食，点滴管理になることはよく経験します．絶食の場合，栄養管理はまず末梢からのブドウ糖液の点滴加療となることが多いですが，糖尿病患者さんの場合は，容易に血糖値が上昇しやすいため，あらかじめの対応が必要です．

症例3

80歳代男性．他院にて2型糖尿病で血糖コントロール良好〔シタグリプチン（ジャヌビア®）50 mg 1日1回のみ〕であったが心不全で入院となった．入院経過中に誤嚥性肺炎となり上級医から絶飲食として，抗菌薬の開始と静脈栄養（ツインパル® 500 mL 1日2本），ならびにインスリンのスライディングスケールを開始するように指示があった．

糖尿病患者さんに経静脈栄養を行うことになった場合，血糖管理は原則として簡便に調整可能なインスリンにて行います．

1) 輸液製剤内へのインスリン混注

最も簡便な方法として，ブドウ糖の輸液製剤の点滴内にインスリンを追加する方法があります（いわゆる輸液製剤へのインスリン混注）．輸液製剤中のブドウ糖の量に対するインスリン量の割合は，病態や体型・体格等で個人差がありますが，基本的には**低血糖を回避するため，少量**（ブドウ糖7〜10 gに対し，速効型インスリン（ヒューマリン®Rなど）1単位の割合で，小数点は切り捨てにした単位）から開始します（図）．血糖値が高ければ，下記のスライディングスケールで対応し，その後混注のインスリン量を徐々に増量します．

2) 血糖値によるインスリン・スライディングスケール

血糖値によるインスリンのスライディングスケールは，現在の血糖値が，血糖値の目標から高くなっている分に対してインスリンを皮下投与する方法です．血糖値の目標は，例えば『急性期栄養ガイドライン2016年版』では180 mg/dL未満とされています[3]．はじめは空腹時血糖値100〜200 mg/dLを目標として血糖の推移を観察し，厳密な血糖コント

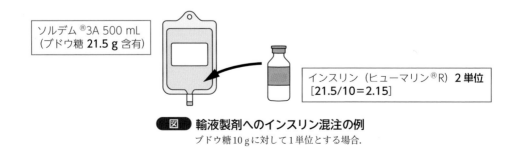

ソルデム®3A 500 mL（ブドウ糖 21.5 g 含有）

インスリン（ヒューマリン®R）**2単位**［21.5/10＝2.15］

図　輸液製剤へのインスリン混注の例
ブドウ糖10 gに対して1単位とする場合．

ロールが必要であれば，目標の血糖値をより厳格にしてスケールを調整します．インスリンは，速効型または超速効型インスリンを用い，血糖測定ならびに，インスリン・スライディングの間隔は，4～6時間ごとの間隔で行います．眠前は血糖測定のみとし，スケールに従ったインスリン投与は夜間の低血糖リスクを考えて原則避けます．スライディング後の血糖の状態により，スケールの値を調整します．より厳格な血糖コントロールが必要な場合は，血糖測定とスライディングの間隔を短くして行うこともあります．スケール開始当初の使用例を紹介します（表3）．

　食事が中断されていない場合は，血糖測定は1日3～4回〔毎食前（＋眠前）〕，スライディングスケールのタイミングは1日3回，6～8時間ごとが基本的で，高血糖が続く場合には，食後2時間後にスケールを追加し，インスリンを投与することもあります．また，インスリンは超速効型インスリン〔インスリン アスパルト（ノボラピッド®），インスリン リスプロ（ヒューマログ®）〕を同様の単位数で用いることも多いです．ただし，食事摂取量が不安定であるときは，食事摂取量も考慮してスライディングを行う必要があります．

3）糖尿病治療薬はどうする？

　急遽絶食に変更となった場合，栄養管理の変更に伴い，糖尿病治療薬も変更・調整が必要です．治療薬の種類ごとの大まかな対応方法を示します（表4）．1型糖尿病や膵臓手術後，長年の2型糖尿病などインスリンの分泌が低下・枯渇している可能性がある場合には，異化の亢進によりケトーシスのリスクとなるため基礎インスリンは継続します．混合製剤は絶食時には調整が困難であるため単剤に変更します．

症例3の治療例

　シタグリプチン（ジャヌビア®）は中止とし，ツインパル® 500 mL（ブドウ糖 約37.5 g含有）にヒューマリン® R 3単位（ブドウ糖10 gに対し1単位）混注し持続投与を開始した．1日4回の血糖測定とヒューマリン® Rによるインスリン・スライディングスケールで対応した．血糖値は180～230 mg/dL程度と高めで推移し，ヒューマリン® Rの混注を4単位に増量した．

表3　スライディングスケールの例

例：1日4回 簡易血糖測定を行い，血糖値により以下スケールにしたがってインスリン（ヒューマリン®R）を皮下注射

血糖値（mg/dL）	インスリン投与量（単位）
0～200	投与なし
201～250	2単位
251～300	4単位
301～350	6単位
351～400	8単位
401以上	10単位

食後2時間後にスケールを追加し，インスリンを投与することもある．また，インスリンは超速効型インスリン〔インスリン アスパルト（ノボラピッド®），インスリン リスプロ（ヒューマログ®）〕を同様の単位数で用いることも多い．

表4 絶食開始時の糖尿病治療薬の対応

経口血糖降下薬 インスリン以外の注射薬		中止し，インスリンでの管理が望ましい
インスリン	超速効型 速効型	**スライディングスケールに変更** 固定打（食直前にあらかじめ決められた量の投与すること）は中止して，スライディングスケールに切り替える
	持効型	**基本的に継続** 食事に関係なく，糖新生などによる血糖上昇に対する基礎インスリンであるため，基本的には**食事の有無に関係なく**投与する．ただし，絶食中は必要量が少なくなることがあるので，血糖値が低めな場合は減量・中止を考慮する
	中間型	**基本的に継続** 混合製剤等で複数回投与し基礎インスリンとして使用する使い方が多いため，基礎インスリン分は投与する

4 「先生，低血糖です」と病棟からコール，どう対応する？

日勤帯，当直中にかかわらず，病棟から，「先生！！ ●●さんの血糖値が50 mg/dLでした．どうしましょう」という報告をよく受けることがあります．安易に「ブドウ糖内服，インスリン，経口血糖降下薬スキップ」という対応でよいのでしょうか．

> **症例4**
>
> 75歳代女性．2型糖尿病に対し，テネリグリプチン（テネリア®）20 mg 1日1回で外来加療中，下肢の蜂窩織炎にて入院加療となった．空腹時血糖値200 mg/dL台で推移し，食事摂取も良好のためSU（sulfonylurea）薬〔グリメピリド（アマリール®）0.5 mg 1日1回〕を追加した．その後は空腹時血糖値110〜140 mg/dL程度で推移し，快方に向かっていたある日，眠前の血糖値が50 mg/dLとなり，病棟から低血糖の連絡が入った．

1）低血糖でみられる症状とは？

低血糖の症状は，一般的に低血糖の程度によって，① 交感神経刺激症状，② 中枢神経症状に大別されます（表5）〔「糖尿病緊急！ERでも血糖マネジメントがデキるようになる」（p.3172）も参照〕．自律神経機能が低下している高齢者では，典型的な交感神経刺激症状を自覚しないことがあります．軽度な低血糖の発見が遅れ，重度な低血糖に移行してしまい，無症状な状態から意識障害となってしまうため，注意が必要です．

2）低血糖にどう対応する？

❶ ブドウ糖による血糖値のすみやかな回復が必要

低血糖の際は，すみやかにブドウ糖を投与して血糖値を補正します．その際，経口摂取が可能かどうかで，ブドウ糖の投与ルートが異なります（表6）．ブドウ糖投与後，症状の改善の有無にかかわらず，**約15分後に血糖値を再検査**し，低血糖であれば再度ブドウ糖の経口摂取もしくは静注を低血糖が回復するまでくり返します．

表5 低血糖の症状

① 交感神経刺激症状（血糖値60〜70 mg/dL未満で出現） 　発汗，不安，動悸，頻脈，手指振戦，顔面蒼白　など
② 中枢神経症状（血糖値50 mg/dL程度で出現） 　頭痛，目のかすみ，空腹感，眠気，異常行動，痙攣，意識障害，昏睡　など

文献4を参考に作成.

表6 低血糖時の血糖補正方法

経口摂取可能	ブドウ糖（10 g）の経口投与 （※ブドウ糖以外の糖類では血糖上昇が遅延するため，可能な限りブドウ糖を投与する）
経口摂取不可 （意識障害等，誤嚥のリスクがある場合）	すみやかに静脈投与路を確保し50％ブドウ糖液20 mLもしくは20％ブドウ糖液40 mLを静注

文献4を参考に作成.

表7 低血糖の原因検索のための主な確認事項

・糖尿病の病型 ・直近の血糖推移 ・栄養の摂取状況（食事，栄養剤，点滴） ・使用している糖尿病関連薬剤 ・その他の薬剤の状況　　など

表8 低血糖後の病棟指示一例

血糖測定	血糖値が改善し低血糖症状が改善した場合，普段通りに食事摂取が可能であれば，血糖測定の頻度は1日3回（毎食直前）または4回（毎食直前，眠前）とする
血糖降下薬 インスリン	インスリンや経口血糖降下薬が過量の場合，減量・中止し血糖推移を観察する
	インスリンの分泌がないと思われる症例（1型糖尿病，膵臓全摘後 など）では，持効型インスリンは中止しない（減量は可）.持効型インスリンが少量で減量困難な場合はブドウ糖入りの持続静脈投与を行う.

❷ 低血糖の原因

　ブドウ糖投与により血糖値はいったん上昇しますが，その背景や原因により再び低血糖を生じることがあり，同様の低血糖をくり返さないことが重要です．低血糖の原因をしっかりと把握し（表7），再発に努める必要があります．

❸ 低血糖後の再発予防

　低血糖の回復後，低血糖の再発がないように表8に示す通り病棟指示を行います．また，長時間効果が持続する血糖降下作用が強いSU剤や持効型インスリン，中間型インスリンを使用している場合は，いったん上昇した血糖値が数時間後に再度低下する可能性があります．血糖値の回復後もしばらくは，1〜2時間ごとの血糖測定を継続し，低血糖の再発がないか確認しましょう．特に夜間は低血糖の発見が遅れ，不可逆的な障害が生じる場合や生命に危険が及ぶ可能性があるため注意が必要です．

　低血糖は対応が遅れると，不可逆的な低血糖脳症や死亡に至ることもある非常に危険な状態なので，低血糖に対する対応では，血糖降下薬の減量・中止やブドウ糖の投与による高血糖の懸念より，まずは低血糖の治療・回避を優先する必要があります．

また，原因がはっきりしない低血糖では，その他の薬剤性，副腎不全等の糖尿病治療関連以外の原因も検索する必要があります．

症例4の治療例

　冷汗，動悸を認めたが，意識レベルは清明であり，ブドウ糖10 gの内服を行った．15分後，血糖値は123 mg/dLとなり症状も消失した．経過を確認すると，数日前より感染症の改善に伴い，低血糖にまでは至らずとも血糖値は低下傾向であった．グリメピリド（アマリール®）内服中であったことから1時間後に血糖値の再検を行い，血糖値は104 mg/dLであった．夜間になることから，ソルデム®3A 500 mL（ブドウ糖21.5 g含有）の静脈投与を開始し，2時間ごとの血糖測定，翌日のグリメピリドの内服スキップを指示した．

5 糖尿病の患者さんにステロイド導入するとき，血糖管理はどうしたらいいの？

症例5

　60歳代女性．6年前に2型糖尿病と診断され，シタグリプチン（ジャヌビア®）50 mg 1日1回とダパグリフロジン（フォシーガ®）5 mg 1日1回を内服にてHbA1c 7～8％台で推移していた．今回リウマチ性多発筋痛症に対する加療目的で入院となり，プレドニゾロン20 mg 1日1回 朝食後が開始された．

1）ステロイド導入で血糖値はどのように変化するの？

　グルココルチコイドをはじめとするステロイドホルモン過剰により，耐糖能異常をきたすことがあります．特にステロイドの投与前から耐糖能異常がある患者さんでは血糖がさらに悪化することが多いため，事前の血液検査にてHbA1cや随時血糖値を測定し，耐糖能異常を認める場合は，速やかに治療計画を立てることが必要です．ステロイド投与により，肝臓でのグリコーゲン合成が亢進されるため，早朝空腹時血糖は低値，または正常であることが多く，血糖上昇してくるのはステロイド投与後2～3時間後からで，約5～8時間後に血糖値が最高に達します[5]．

　つまり主に朝食後以降に高血糖となる特徴があり，本稿では［症例5］をもとに治療方針を紹介します．

2）ステロイド導入時の血糖管理はどうする？

　治療の基本はインスリン治療です．血糖は1日3～4回程度測定し，血糖値をモニタリングしながら食後血糖値250～300 mg/dL以上になる場合にはインスリン治療に切り替えます[5]．デキサメタゾンなど長時間作用のステロイドを使用した場合には，ステロイドの効果時間が長く，夕食以降にも血糖上昇を認めるため夕食前のインスリン量が増え，持効型

インスリンなどが必要になる場合があります．インスリンの必要量が少ない場合は経口血糖降下薬で対応することが可能です．主に食後血糖上昇を認めるため，αグルコシダーゼ阻害薬や，DPP-4阻害薬，グリニド系が有用です．ステロイドを減量，中止することでインスリン治療を中止できる場合もありますが，もともと耐糖能異常を有している場合には継続が必要になることもあります．インスリンを継続する場合には，低血糖症状やその対処法についてしっかりと指導しましょう．

症例5の治療例

　経口血糖降下薬は継続のまま1日4回の血糖測定を開始した．昼食前以降の血糖値上昇を認め，血糖値によるインスリン・スライディングスケールを開始したが，昼食前の200〜250 mg/dL程度と高血糖が続いたため，超速効型インスリン（インスリン リスプロ：朝食直前4単位，昼食直前6単位）の固定打ちとした．その後すみやかに血糖コントロールの改善を認め，プレドニゾロン減量に伴い，インスリン量を適宜減量した．

6 術前，周術期の血糖管理を頼まれた！

症例6

　70歳代男性．罹病期間14年の2型糖尿病でメトホルミン1回250mg 1日2回，リナグリプチン（トラゼンタ®）5 mg 1日1回，グリメピリド（アマリール®）1 mg 1日1回を内服中．大腸がんの術前の血液検査にて随意血糖値188 mg/dL，HbA1c 8.5％を指摘された．術前の血糖コントロールのため内科入院となった．

1）術前，周術期の血糖管理目標は？

　周術期の高血糖は術後の感染症や急性腎不全や急性心筋梗塞の発生率を有意に悪化させると報告[6]されています．術前の血糖コントロール目標は，下記のとおりです．

① 空腹時血糖100〜140 mg/dL，もしくは食後血糖値160〜200 mg/dL
② 尿糖は1＋以下，または1日糖質摂取量の10％以下の尿糖排泄量
③ 尿ケトン体陰性

　また，空腹時血糖値200 mg/dL以上，食後血糖300 mg/dL以上，もしくは尿ケトン体陽性のいずれかを認める場合には，手術は延期が望ましいです[7]．基本的に手術までに経口血糖降下薬は中止し，インスリンを中心として血糖コントロールを行います．

2）周術期の血糖管理方法について

　原則経口血糖降下薬はすべて中止し，1日3〜4回程度の血糖測定を行い，目標血糖をめざしインスリン療法で管理します．侵襲の小さい手術の場合は経口血糖降下薬を継続することもありますが，開腹手術などの侵襲が大きな手術の場合はメトホルミンやSGLT2阻害

薬などは手術2〜3日前には中止します．SU薬に関しては高用量の場合は手術2〜3日前に中止します．術後の血糖管理目標などは設定されていませんが，NICE-SUGAR Studyの結果より180 mg/dL以下を目標としています[8]．血糖によるインスリンのスライディングスケール（表3）を用いて血糖を管理し，食事摂取ができるようになれば経口血糖降下薬や固定インスリンを再開します．

症例6の治療例

術前のため経口血糖降下薬はすべて中止とし，糖毒性解除目的にインスリンを導入した．最終的に超速効型（インスリン リスプロ）10-6-8単位，持効型（インスリン グラルギン）眠前12単位で食前血糖値100〜130 mg/dL，食後血糖値150〜180 mg/dLと血糖コントロールは良好となり退院．翌週に無事に手術は施行された．食事摂取に問題なくメトホルミンとリナグリプチンを再開し，インスリン リスプロは中止，グラルギン1日1回のみで退院した．

糖尿病有病率増加に伴い，手術施行症例における糖尿病の合併頻度も増加しており，外科手術症例における糖尿病合併率は20％を超えています[9]．糖尿病合併の手術症例の場合は術前に十分な血糖管理を行い，より良好な血糖値で手術を迎えることが大切です．

■ おわりに〜研修医へのメッセージ

教育入院についてや低血糖，ステロイド治療時など病棟での血糖コントロールについてどのように考え，治療を進めていくのかという観点で解説しました．誌面の関係上，検査や治療内容については概要を記載しています．ほかの稿や参考文献の糖尿病専門書も参考にし，日々の糖尿病診療に少しでも役立てていただければうれしく思います．

■ 引用文献

1）日本糖尿病学会 編・著：「糖尿病診療ガイドライン2019」，南江堂，2019
　　↑日本における糖尿病診療ガイドライン．3年ごとに改訂され国内外問わず多くのエビデンスを反映し詳細に記載されている．糖尿病専門医のみならず糖尿病患者を診察するすべての医師にとって必携の1冊．

2）日本糖尿病学会：コンセンサスステートメント策定に関する委員会：2型糖尿病の薬物療法のアルゴリズム．糖尿病，65：419-434，2022
　　↑日本糖尿病学会から発表された2型糖尿病の薬物療法のアルゴリズム．2020年に発表された「糖尿病患者の栄養食事指導」に次ぐ第2報．糖尿病の病態に応じて治療薬を選択することを最重要視して作成されています．

3）日本集中治療医学会重症患者の栄養管理ガイドライン作成委員会：日本版重症患者の栄養療法ガイドライン．日本集中医学会雑誌，23：185-281，2016

4）日本糖尿病学会 編・著：「糖尿病治療ガイド2022-2023」，pp98-99，文光堂，2022

5）日本糖尿病学会 編・著：「糖尿病専門医研修ガイドブック 改訂第8版」，pp420-421，診断と治療社，2020

6）Frisch A, et al：Prevalence and clinical outcome of hyperglycemia in the perioperative period in noncardiac surgery. Diabetes Care, 33：1783-1788, 2010（PMID：20435798）

7）日本糖尿病学会 編：「糖尿病専門医研修ガイドブック 改訂第8版」，pp411-414，診断と治療社，2020

8）Finfer S, et al：Intensive versus conventional glucose control in critically ill patients. N Engl J Med, 360：1283-1297, 2009（PMID：19318384）

9）Clement S, et al：Management of diabetes and hyperglycemia in hospitals. Diabetes Care, 27：553-591, 2004（PMID：14747243）

Profile

藤澤玲子（Reiko Fujisawa）

大阪医科薬科大学病院 糖尿病代謝・内分泌内科
糖尿病専門医として糖尿病診療に携わっていますが，糖尿病と一言で言っても1人として同じ患者さんはおられません，個々の患者さんに最適な糖尿病治療を心がけています．

渡邉大督（Daisuke Watanabe）

大阪医科薬科大学病院 糖尿病代謝・内分泌内科
糖尿病患者はさまざまな悩みを抱えていることがあります．その悩みを外来診療でなるべく多く聞き出し，その原因を議論し対応していくことが必要ですが，短い外来診療のなかでは厳しいです．そこで医療スタッフの人たちにも協力していただき患者さんと一緒に悩みを議論することで，何らかの答えが見つかればその後，患者さんは糖尿病とより上手に付き合っていただけると思います．

長江亮太（Ryota Nagae）

大阪医科薬科大学病院 糖尿病代謝・内分泌内科
糖尿病診療では，それぞれの患者さんの生活習慣に沿った食事療法・運動指導を心がけています．私自身の生活も見直し，生活習慣の改善を図っておりますが，いざ実行するとその困難さに，何年も継続する患者さんに改めて感嘆しています．自身の体験も生かして診療していきたいと思います．

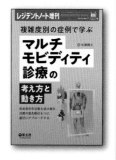

特集

【第3章：病棟・救急でデキる！ 血糖コントロール】

糖尿病緊急！ ERでも血糖マネジメントがデキるようになる

児玉憲一，江川克哉

① 歩いて来院する高血糖緊急症は珍しくない．意識障害以外の主訴でも可能性がある

② 高血糖緊急症の初期対応をマスターしておこう

③ スルホニル尿素薬（SU薬）内服患者の低血糖は原則入院

④ シックデイは高血糖緊急症や低血糖緊急症のハイリスクであると認識しよう

1　ERに「高血糖緊急症」の患者さんが来院した！ できる対応は？

症例1

30歳男性．

1週間ほど前から味覚異常があり食欲低下．5日前に他院で抗うつ薬が開始されたが症状持続，強い倦怠感も出現したために独歩でERを受診した．

意識は清明．研修医は精神疾患や薬剤の副作用を念頭に診療を開始した．身体診察で脱水所見を認めために点滴することにしたが，"ついで"に採血検体を提出した．

30分後検査部から「パニック値のご報告です！ ○○さん，血糖値が862 mg/dLです」と連絡が入った．慌てて追加検査をすると尿ケトン体（2＋），HbA1c 12.3％であり，動脈血液ガス（室内気）はpH7.10，pCO_2 28.8 Torr，pO_2 99.3 Torr，HCO_3^- 8.3 mEq/L，アニオンギャップ23.2であった….

1) とにかくこの2つをマスター
～糖尿病ケトアシドーシスと高浸透圧高血糖状態

　　高血糖緊急症には糖尿病ケトアシドーシス（diabetic ketoacidosis：DKA）と高浸透圧高血糖状態（hyperosmolar hyperglycemic state：HHS）があります．表1に鑑別のポイントを示します[1, 2]が，特に尿中ケトン体，アニオンギャップが開大したアシドーシス，測定可能であれば迅速判定キットを用いた血中ケトン体測定が有用です．

　　DKAの主たる病態はインスリン作用の著しい枯渇で，新規発症の1型糖尿病やインスリンを自己中断した1型糖尿病患者が典型的です．インスリン不足が根本にあるので一刻も早くインスリンを開始し，さらに血糖値が下がった後でもHHSよりは長めにインスリンの持続静注を続けることが必要になります．

　　一方で**HHSは極度の脱水が主病態**です．意思疎通がとれず自由飲水ができない経腸栄養施行中の高齢者が典型例です．すみやかに生理食塩液で脱水の補正を開始することが重要です．

　　しかしながらDKAでも脱水は必発ですし，HHSにも高血糖が存在します．したがって初期治療は両者ともほぼ同じです．鑑別に悩むくらいであれば，早急に治療を開始しましょう．

 ここがピットフォール：高血糖緊急症はさまざまな主訴で来院する

　　高血糖緊急症では必ずしも意識障害が主訴にならず，独歩で来院する場合もあります（表2）．採血検査には必ず血糖を入れ，尿検査をした際はケトン体を忘れずにチェックするようにしてください．

表1 糖尿病ケトアシドーシス（DKA）と高浸透圧高血糖状態（HHS）の鑑別

	DKA	HHS
糖尿病の病態	インスリン依存状態	インスリン非依存状態
代表的な発症前の既往や誘因	インスリン注射の中止または減量，感染，心身ストレス，清涼飲料水の多飲，SGLT2阻害薬	感染症，脱水，手術，脳血管障害，薬剤（副腎皮質ステロイド，利尿薬，高カロリー輸液，SGLT2阻害薬）
発症年齢	若年者（30歳以下）が多い	高齢者が多い
血糖値	250～1,000 mg/dL	600～1,500 mg/dL
動脈値pH	≦7.3	7.3～7.4
HCO_3^-	≦18	>18 mEq/L
ケトン体	尿中ケトン体（+）～（3+） 血清総ケトン体3 mM以上	尿中ケトン（−）～（+） 血清総ケトン体0.5～2 mM
有効浸透圧	正常～300 mOsm/kg	>320 mOsm/kg
アニオンギャップ	開大	さまざま
意識障害	清明～昏睡までさまざま	昏迷/昏睡が多い
水分欠乏量	100 mL/kg（6 L）	100～200 mL/kg（9 L）

DKA：diabetic ketoacidosis，HHS：hyperosmolar hyperglycemic state，SGLT2阻害薬：sodium-glucose cotransporter 2 inhibitor
文献1，2を参考に作成．

表2 高血糖緊急症はさまざまな主訴で来院する

・「しゃべりにくい」の主訴で独歩来院 　構音障害ではなく高度脱水に伴う口腔内乾燥が原因．劇症1型糖尿病によるDKAと診断
・吐血を主訴に救急搬送 　DKAのために頻回嘔吐を生じた結果，Mallory-Weiss症候群をきたしていた
・「右手が勝手に動く」と独歩で来院 　DKA/高血糖が原因で糖尿病性舞踏病*をきたしていた
・「何だか目がうつろ」だと家族に連れられて受診 　脳梗塞後患者で意思疎通がとれず，胃瘻から経腸栄養中であった． 　HHSと診断

＊糖尿病性舞踏病については参考文献1を参照．

2) DKAおよびHHS治療の実際はこう進める

❶ まずは生理食塩液大量輸液による脱水の補正

　　生理食塩液（生食）を大量に点滴して脱水を補正します．処方例を図1に示します．若い患者（DKAに多い）であればもっと早いペース，心機能や腎機能に問題がある場合や高齢者（HHSに多い）であればゆっくりにします．

● 生理食塩液を大量に輸液したらNaが上がってしまった！？

　　高血糖緊急症の治療中に治療開始前より血清ナトリウム（Na）値が上昇していく症例があります．これは高血糖状態では測定Na値が真値よりも低くなるためです．そのため高血糖緊急症では補正Na値を確認しましょう．

〔補正Na値（mEq/L）＝測定Na値＋1.6×（測定血糖値－100）/100〕

　　補正Na値が同程度であれば生食点滴がNa値上昇の原因ではなく，血糖値低下により測定Na値が真値に近づいて高くなったように見えるのです．

　　悩ましいのが血糖と補正Na値の両方が高値であった場合の基本輸液です．1/2生食の使用を推奨する成書がありますが日本には1/2生食製剤が存在せず，生食と5％ブドウ糖液を同量で点滴して代用することになります．

　　当施設では最初の1時間は脱水補正のために（補正Na高値には目をつぶって）生食を大量点滴し，以後は尿量や血圧を見ながら生食と5％ブドウ糖液の割合を変えています．症例によっては（高血糖なのに！）5％ブドウ糖液のみが基本輸液となる場合もありえます．

❷ インスリン静注をマスターしよう

　　検査で高血糖状態を確認したら，輸液での脱水補正と同時にインスリン静注による血糖降下治療を開始します．以下に示すようにまずはじめに静注した後，持続静注に切り替え血糖値を測定しながら投与量を調整します．

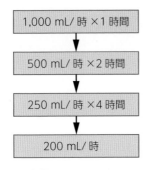

1,000 mL/ 時 ×1 時間

↓

500 mL/ 時 ×2 時間

↓

250 mL/ 時 ×4 時間

↓

200 mL/ 時

血糖値が 200 ～ 300 mg/dL まで低下したら生理食塩水からブドウ糖入りの維持輸液 200 mL/ 時に変更する.

図1 生理食塩液大量輸液による脱水の補正

これは比較的早いペースである. 心機能, 腎機能, 高齢者などでは半量にするなどペースダウンを検討する.

① まず速効型インスリン 0.1 U/kg を静注

【投与例】

体重 50 kg の場合：速攻型インスリン (ヒューマリン®R) を 5 U 静注

② 次いで速効型インスリン 0.1 U/kg で持続静注を開始

【投与例】

体重 50 kg の場合：速効型インスリン (ヒューマリン®R) 50 U (0.5 mL) ＋生食 49.5 mL （＝ 1 U/mL の速効型インスリン希釈液) をシリンジポンプで 5 mL/ 時で持続静注

③ 1 時間ごとに血糖値を測定，50 ～ 100 mg/dL/ 時の血糖値低下を目標に
インスリン持続静注量を調節

100 mg/dL/ 時を超えて血糖値が下がると，急激な浸透圧低下による脳浮腫リスクが上がるので注意してください. 当施設で行っている調節方法を図2に示します. 現在の血糖値ではなく，前回測定時と今回測定した血糖値の差を基準にするところがポイントです.

④ 血糖値が 250 ～ 300 mg/dL になればインスリン持続静注量を半量に減量
もしくは 0.025 ～ 0.05 U/kg/ 時に減量

この場合は前回血糖値との差ではないことに注意してください. インスリン需要の多い DKA ならば多めのインスリン量，HHS では少なめにします. このタイミングで基本輸液をブドウ糖入りの維持輸液に変更することが多いです.

 ここがピットフォール：低血糖を恐れないでインスリンは必ず静注！
単位にも注意

DKA，HHS でのインスリンは静注が原則ですが，たまに皮下注の指示を出そうとする研修医を見かけます. 多くは低血糖や低カリウム (K) 血症を恐れているためです. 低血糖や低 K 血症は，インスリン静注後にこまめに血糖や K を測定し対処すれば問題ありません. なお静注の際に多用されるインスリンのバイアル製剤は 100 単位 /mL です. 1 単位 /mL と誤認した事例が報告されているので要注意です [3].

速効型インスリン (ヒューマリン®R) 50 U (0.5 mL) ＋
生理食塩液 49.5 mL (＝1 U/mL) の速効型インスリン希釈液を
シリンジポンプで持続静注

〔前回 (1 時間前) の血糖値〕－今回の血糖値の差が

0以下なら	1 mL フラッシュして0.2 mL/時増量
0＜差≦50なら	0.1 mL/時増量
50＜差≦100なら	そのまま現行ペースで続行
100＜差≦200なら	0.2 mL/時減量
200＜差なら	0.5 mL/時減量

 図2 インスリン持続静注の投与量調整

❸ カリウム (K) は必ず下がる！ Kの補充はどうする？

　高血糖緊急症の初期治療ではインスリンを静注し，しかも基本輸液にはKが含まれていません．そのため必ずKは下がると認識し，低K血症による致死性不整脈を回避しましょう．1～2時間ごとのK測定とモニター心電図装着は必須です．

　以下のように基本輸液として使用している生食に塩化カリウムを混ぜて持続点滴をすると便利です．ただし急速投与にならないようにご注意ください．

【投与例】
〈Kが3.3 mEq/L未満の場合〉
　塩化カリウム (20 mEq/20 mL) 20 mL ＋生食500 mL を1時間で点滴．
〈Kが3.3～5.0 mEq/Lの場合〉
　塩化カリウム (20 mEq/20 mL) 20mL ＋生食500 mL を2時間で点滴．
　脱水補正のために基本輸液を500 mL/時で行いたい場合には，同時にKなしの生食
　500 mL を2時間で点滴．

　Kが5.0 mEq/Lを超えている場合はK補充不要

2 もう1つの糖尿病緊急「低血糖緊急症」にどう対応する？

症例2

　86歳女性．
　意識障害で家族が救急要請．救急隊測定の血糖値が46 mg/dL であり搬送中に50％ブドウ糖を静注．病院到着時は意識清明で血糖値254 mg/dL．近医からSU（sulfonylurea：スルホニル尿素）薬が処方されていることが判明し，翌日近医を受診するように指示して帰宅とした．4時間後再び低血糖昏睡のために救急搬送．今回は意識障害により転倒し骨折を生じたために入院となった….

低血糖症状があり血糖値が70 mg/dL未満の場合に低血糖と診断し，低血糖からの回復に他者の援助を必要とする場合は重症低血糖と定義されます．低血糖，特に重症低血糖では中枢神経のエネルギーが不足し認知症の危険因子となるだけでなく，心血管イベントの発症や死亡の危険因子にもなりえます．そのため低血糖にすみやかに対応し，遷延や再発を避けることが大切です．

1) 低血糖緊急症でみられる症状とは？

交感神経刺激症状と中枢神経症状に大別されます．

❶ 交感神経刺激症状

血糖値が正常範囲を逸脱して急激に降下するために出現する症状です．発汗，動悸，頻脈，手指振戦，不安などが典型的です．

❷ 中枢神経症状

中枢神経のエネルギー不足を反映して出現するもので，この症状がでたときには血糖値は50 mg/dL程度まで低下しています．眼のかすみ，異常な空腹感，眠気（生あくび），頭痛などが代表的です．血糖値が50 mg/dL以下になると意識レベル低下や片麻痺，異常行動，けいれんなどを呈します．特に片麻痺は脳血管障害，異常行動は認知症と誤診しがちなので要注意です．脳血管障害を疑い頭部CTを撮影する際は，必ず低血糖を除外してから施行しましょう[4]．

2) 低血糖の初期対応はブドウ糖で．血糖測定は必須！

経口摂取が可能ならばブドウ糖（10 g）またはブドウ糖を含む飲料（150～200 mL）を摂取してもらいます．ショ糖は倍量服用の必要があり（砂糖で20 g），α-グルコシダーゼ阻害薬服用患者では無効なのでERではブドウ糖がよいです．また無理な経口摂取による誤嚥に注意しましょう．

経口摂取が困難な場合は50％グルコース注射液20 mL（20％グルコース注射液の場合は40 mL）を静注します．

経口摂取，静注いずれの場合も15分後に血糖値の再測定が必須です．意識レベルが完全に回復していても必ず血糖値を確認しましょう．血糖値の回復が不十分な場合は，ブドウ糖入りの持続点滴を行いつつ1～2時間ごとに50％グルコース静注やブドウ糖摂取をくり返します．不慣れな場合は1時間ごとの方が手間はかかりますが安全です．入院の場合は簡易血糖測定器での測定値によるスケールで指示を出しておくと便利です（例えば血糖測定1時間ごと，血糖80 mg/dL以下で50％グルコース20 mL静注，血糖50 mg/dL以下で50％グルコース40 mL静注）．1～2時間ごとの血糖測定は低血糖が遷延する限り必要ですが，低血糖からの離脱は血糖値の推移を見ていると必ずわかります．なぜならばブドウ糖入りの持続点滴が行われているために血糖降下薬の効果が切れると，必ず糖尿病患者さんの血糖値は上昇していくからです．低血糖から離脱したら1時間ごとに測定した血糖値が2回連続して100 mg/dL以上であれば2時間ごと血糖測定にする，2時間ごとに測定し

た血糖値が2回連続して100 mg/dL以上であれば6時間ごと血糖測定にするといった具合に測定間隔をあけていきます．遅延性低血糖が持続する時間は患者さんによってばらつきが大きいので注意しましょう．特に非糖尿病患者さんがSU薬を服用した場合（小児の誤飲や成人の自殺企図など）や腎機能が低下した患者さんのSU薬服用下での遅延性低血糖は数日に及ぶ場合もあるので要注意です．また入院せずERから直接帰宅する際にはSU薬中止の指示と，低血糖で来院しSU薬を中止したことを処方医へ連絡することを忘れないようにしましょう．

3) 低血糖治療後も油断禁物！ 入院はどう判断？

　SU薬服用中の患者が重症低血糖をきたした場合は，治療で意識レベルが回復しても入院が原則です．SU薬の低血糖は遅延し，帰宅後に再度低血糖となる症例があるためです．ほかには超速効型インスリン分泌促進薬（グリニド薬）処方中の腎機能低下例（低血糖が遅延することがある）や次項のシックデイでの低血糖も入院を検討してください．

　低血糖をくり返さないために原因や事情の把握が大切ですが，多忙なERでは困難なこともしばしばです．そのため週末などすぐに外来主治医を受診することができない場合は入院の閾値を下げてもよいでしょう．

3 覚えておきたいシックデイルール

1) シックデイとは

　糖尿病患者が何らかの原因で食事がとれない状態をシックデイといいます．発熱，下痢，嘔気・嘔吐などの内科疾患だけでなく，外傷，歯痛，腰痛なども原因となります．

　シックデイ対応が重要な理由は低血糖と高血糖いずれもの緊急症に容易に移行するためです．食事摂取不良により低血糖になりやすい一方で，身体的・精神的ストレスに対応するべく分泌されたカテコラミンやコルチゾールにより高血糖となることが少なくありません．

 ここがポイント

　ERにおいて重要なポイントは，目の前の患者がシックデイであることに気づくこと，糖尿病薬の中止・減量の指示，そして入院の判断です．

2) 帰宅とするときの対応

　ERで点滴等の応急処置をして患者さんを帰宅させる場合は，以下の内容を指示します．

❶ インスリンの取り扱い

① 1型糖尿病や膵臓全摘後

〈基礎インスリン〉

　基礎インスリン（持効型インスリン，中間型インスリン）は通常量を継続することが大

原則です．持続皮下インスリン注入（continuous subcutaneous insulin infusion：CSII）を施行している患者さんも同様です．

〈超速効型/速効型インスリン〉

　表3のようなスライディングスケールで対応しますが，患者さんが十分に理解できていないと難しいです．必ず文書で渡しましょう．CSIIの場合も同じです．食事摂取量が不安定なときは表4の食事量スケールを使用します．ただし食事が十分に摂れないにもかかわらず，高血糖状態が持続する場合は入院をすすめたほうがよいでしょう．

② 2型糖尿病

　患者さんによりインスリン分泌能がさまざまなので対応が難しいです．他院通院中などで病態を把握しきれない場合，当施設では以下のように対応しています．

〈基礎インスリン〉

　インスリン強化療法の場合（超速効型インスリンと基礎インスリンを合計1日3回以上注射），1型糖尿病に準じて通常量を継続します．1日1～2回注射の方でも50～80％は注射するように指導します．

〈超速効型/速効型インスリン〉

　表4に示した食事量スケールで対応します．食事を終えた直後に注射するところがポイントです．

表3　インスリン・スライディングスケールの例

食前血糖（mg/dL）	超速効型/速効型インスリン量
＜200	インスリン追加なし
201～300	通常量＋2単位
301～400	通常量＋4単位
401～500	通常量＋6単位
＞500	通常量＋8単位，その後医療機関に連絡/受診

食前血糖値によりインスリンを増量する．ただし食事がほとんど摂れそうにない場合は追加分だけを注射する．
文献5より作成．

表4　食事量によるインスリンスケールの1例

食事量	超速効型/速効型インスリン量	混合型/配合溶解インスリン量
普段の食事量の8割以上	通常量	通常量
普段の食事量の4～7割	通常の50%量	通常の50%量
3割以下やほとんど食べられない場合	打たない	通常の50%量

いずれも食事を終えた直後に注射するところがポイント．
文献5より作成．

〈混合型/配合溶解インスリン〉

8割以上食事が摂れれば食事量スケールで対応し，7割以下であれば50％量を注射します．超速効型インスリンのように「打たない」選択肢がない理由は基礎インスリン分が必要だからです．

〈GLP-1受容体作動薬〉

嘔気や食欲不振の原因となりうるために中止します．GLP-1（glucagon-like peptide-1）受容体作動薬/持効型インスリン配合剤を使用している患者さんは，持効型インスリン単独製剤を新たに処方し，上記〈基礎インスリン〉と同様にします．

❷ 経口糖尿病薬の取り扱い

ビグアナイド薬とSGLT2（sodium-glucose cotransporter 2）阻害薬（いずれも配合薬を含む）は必ず中止しましょう．低血糖を起こしやすいSU薬とグリニド薬（配合薬を含む）は食事量に応じて中止や減量を指示しますが，対応に迷うときは中止します．その他の薬剤は8割以上食事を摂取できている場合だけ継続します．

❸ 水分と糖類の補給

脱水を防ぐために水分の積極的な摂取を指示しますが，ジュースなど糖分の多いものばかりを摂らないように注意を促します．

そして食欲がない場合でもできるだけ絶食を避け，特に炭水化物と水分を摂取するように指示しましょう．おかゆ，うどん，チキンスープやコンソメスープなどがおすすめです．

3）シックデイで入院を検討する場合とは？

嘔吐や下痢が改善せず食事が摂れないとき，特に水分もほとんど摂取できない場合は入院を検討します．尿ケトン体陽性または血中ケトン体が高い（3 mM以上）ときは入院をすすめます．尿や血中ケトン体異常に加え血糖高値（350 mg/dL）であれば特に入院を検討しますが，SGLT2阻害薬内服中の方は正常血糖値であっても入院を検討します（正常血糖DKAがありうるため．詳細は下記）．ほかには頻発・持続する低血糖症例や，薬剤の中止・調整や低血糖の対処がおぼつかない独居高齢者も入院を積極的に検討します．

 ここがピットフォール：
SGLT2阻害約投与患者のシックデイでは正常血糖DKAに注意

正常血糖DKAは血糖値300 mg/dL未満でDKAを呈する病態とされ[6]，高血糖がないために通常のDKAに比べ気づかれるのが遅れる可能性が指摘されています．これまでにSGLT2阻害薬内服中に正常血糖DKAを発症した報告が相次いでおり[7]，しかも心不全や慢性腎臓病への適応拡大により，糖尿病がなくてもSGLT2阻害薬を使用している患者さんが大きく増えているので要注意です．

■ おわりに〜研修医へのメッセージ

　糖尿病緊急はERでは必ず，そしてしばしば遭遇します．ぜひ対処法をマスターしてください．マスターするコツはとにかくたくさんの症例を経験して，（上級医に「どうしましょう？」と質問する前に）自分の頭と知識で対処法を考えることです．本稿がお役に立てば嬉しいです！

■ 引用文献

1）日本糖尿病学会 編・著：「糖尿病治療ガイド 2022-2023」，pp81-97，文光堂，2022
2）高血糖緊急症.「内科救急診療指針2022」（日本内科学会専門医制度審議会 救急委員会/編），総合医学社，2022
3）日本医療機能評価機構：インスリン単位の誤解（第2報）．2017
　https://www.med-safe.jp/pdf/med-safe_131.pdf
4）日本糖尿病学会 編・著：「糖尿病治療ガイド 2022-2023」，pp98-101，文光堂，2022
5）三澤美和：シックデイを乗り切るための対応と患者指導．日本医事新報，5086：18-34，2021
6）Munro JF, et al：Euglycaemic diabetic ketoacidosis. Br Med J, 2：578-580, 1973（PMID：4197425）
7）Blau JE, et al：Ketoacidosis associated with SGLT2 inhibitor treatment：Analysis of FAERS data. Diabetes Metab Res Rev, 33：doi:10.1002/dmrr.2924, 2017（PMID：28736981）

■ 参考文献・もっと学びたい人のために
いずれも症例報告です．日本語なので勉強しやすくおすすめです！

1）新村 隼，他：ドパミントランスポーターシンチグラフィで線条体の集積低下を示した糖尿病性舞踏病の1例．日本内科学会雑誌，109：1130-1137，2020
　↑糖尿病性舞踏病について学びやすいです．ぜひこのような病態があることを知っておいてください.
2）土居寿之，他：SGLT2阻害薬内服中に感冒を契機に正常血糖ケトアシドーシスをきたした1型糖尿病の1例．日本内科学会雑誌，111：283-289，2022
　↑SGLT2阻害薬投与患者がシックデイから正常血糖DKAになるときの経過がわかります．また正常血糖DKAの治療法についても参考になります.

Profile

児玉憲一（Kenichi Kodama）
長浜赤十字病院 糖尿病・内分泌内科
「糖尿病と内分泌疾患しか診ない・診ることができない・診ようとしない」糖尿病医は，今後は市中病院では生き残れないのではないかと感じています．生き残るために若い先生たちと日々努力，奮闘しています．

江川克哉（Katsuya Egawa）
長浜赤十字病院 糖尿病・内分泌内科
糖尿病治療で最も重要なことは，いかに患者さん自身にやる気を出してもらうかということです．そのためには個々の患者さんに対してうまくいっていない原因は何か，それを是正するためには何が必要かを考え，最も適した生活指導を行うことが必須です．より近く患者さんに寄り添った治療を行うことを心がけています．

【第4章：さらにデキる研修医をめざして～糖尿病診療アドバンス】

妊婦さんや挙児希望の糖尿病患者さんを担当するとき

鳴本敬一郎

妊娠前～妊娠中～産後までステージに合わせたケアが必要になります．血糖管理は非薬物療法が基本ですが，薬物療法が必要な場合はインスリンを用います．

　　妊娠年齢が高齢化するに伴い，糖尿病女性の妊娠や挙児希望に遭遇する機会が増えています．糖尿病女性のケアを担当する際に，知っておきたいエッセンスをここでレビューしましょう．表に妊娠・出産のステージごとのケアのポイントを示します．

表　妊娠・出産に関わる血糖管理とケア

	妊娠前	妊娠中	出産後
ケアの ポイント	・妊娠を見据えた血糖管理 ・糖尿病合併症の有無の評価 ・肥満があれば体重管理 ・計画妊娠のカウンセリング ・併存症に対する薬剤（ACE阻害薬/ARB，スタチン）の有無に注意	・低血糖に留意する ・産科合併症の有無の評価 ・血糖値が高い場合（必ずしも＞250 mg/dLではない）は，糖尿病性ケトアシドーシスを疑う	・低血糖に留意する ・次の妊娠を見据えた血糖管理（妊娠糖尿病では2型糖尿病に対する長期的なスクリーニング） ・母乳育児
血糖値の 目標	・HbA1c＜6.5％	・空腹時血糖値 95 mg/dL ・食後1時間血糖値 140 mg/dL ・食後2時間血糖値 120 mg/dL ・HbA1c＜6.0～6.5％ （参考：GA値＜15.8％）[3]	・空腹時血糖値 70～110 mg/dL ・食前血糖値 70～110 mg/dL ・食後血糖値 100～180 mg/dL
薬物療法	・病状，病態，エビデンス，心理社会的背景を加味した選択（妊娠を疑う症状，妊娠反応検査のタイミングについて教育） ・妊娠を見据えてインスリン療法への移行を考慮	・インスリン 　レギュラーインスリン 　インスリン アスパルト 　インスリン リスプロ 　インスリン デテミル	・病状，病態，エビデンス，心理社会的背景，薬剤の母乳への移行を加味した選択 ・インスリン使用時は，出産直前の使用量の半分
非薬物 療法	・運動療法 ・食事療法 ・体重管理	・運動療法 ・食事療法	・運動療法 ・食事療法 ・体重管理 ・母乳育児

❶ 妊娠前のケア

　糖尿病女性に挙児希望がある場合，児の先天異常，体重増加（巨大児）や早産，そして母体の妊娠高血圧腎症や糖尿病合併症（特に網膜症）のリスク軽減を目的に，血糖管理は**妊娠前HbA1c＜6.5％を目標**とします[1]．HbA1c＞10％の場合は妊娠しないことが強く推奨されています[2]．薬物治療による血糖管理は，インスリン治療を原則とします[3]．糖尿病性網膜症は妊娠中〜産褥期に悪化すること，そして糖尿病性腎症は妊娠高血圧腎症の発症リスクとなることから，妊娠前にこれらの評価を行います〔妊娠は，糖尿病腎症第2期（微量アルブミン尿：30〜299 mg/gCr，eGFR ≧ 30 mL/分/1.73 m^2）までが望ましいとされています[4]〕．

　糖尿病のない女性では，高血圧症，多嚢胞性卵巣症候群，肥満，糖尿病の家族歴（特に第一度近親者）などがあれば，空腹時血糖値とHbA1cを測定し，耐糖能異常症や未診断の糖尿病がないかを評価します[1]．糖尿病患者によく処方されるACE阻害薬/ARBやスタチン製剤は児への催奇形性の可能性や長期的な影響が不明であることに注意しましょう．

❷ 妊娠中の血糖コントロール目標

　妊娠中は，**空腹時血糖値95 mg/dL，食後1時間血糖値140 mg/dL，食後2時間血糖値120 mg/dL，HbA1c 6.0〜6.5％未満を目標**としますが[1, 4]，インスリン治療を行っている場合は血糖値72 mg/dLを下回らないよう気を付けます[2]．

❸ 妊娠中の非薬物療法

　血糖コントロールのために，一般的に推奨される身体活動量とエネルギー摂取量について知っておきましょう．摂取エネルギー量の目安は，目標体重［（身長（m）^{2}× 22］×エネルギー係数［30 kcal/kg］を基本とし，BMI ≧ 25 kg/m^{2}の場合はエネルギー付加を行いません[3]．BMI＜25 kg/m^{2}の場合，妊娠時期によって異なるエネルギー量の付加を行う方法と妊娠全期間一律のエネルギー量（200 kcal）を付加する方法が提唱されていますが統一されていません[3]．総エネルギー摂取量の約50〜60％を炭水化物から摂ることを目安とし，食後血糖値が目標を超える場合，分食（食事を5〜6回に分割）を試みます[3]．

　身体活動は，有酸素運動とレジスタンス運動の組合わせが血糖コントロールにはよいとされます．有酸素運動は中強度（楽またはややきつく感じる程度）を目安とし，1回20分以上（60分以内）の運動で，週に3回以上，週に合計150分以上を目標にします[3, 4]．

❹ 妊娠中の薬物療法

　食事療法と運動療法を行っても，前述の目標血糖値を超える場合は，薬物療法の適応となります．**薬物療法では，インスリン製剤の使用が原則**となり，その他の経口糖尿病薬は**禁忌**となります[4]．インスリン製剤のなかでも，速効型インスリン製剤（レギュラーインスリン），超速効型インスリンアナログ製剤（インスリン アスパルト，インスリン リスプロ），持効型インスリンアナログ製剤（インスリン デテミル）は安全性が確立しています[4]．インスリンは腹壁への皮下注射で投与可能ですが，子宮増大にともない腹壁が菲薄化するた

め，特にやせ型の妊婦では同部位への皮下注射が困難となることがあります．その場合は，大腿や上腕への変更を考慮します[5]．

❺ 出産後の管理

胎盤の娩出に伴いインスリン抵抗性の急速な改善や授乳による血糖降下がみられるため，**産後は低血糖のリスクに留意します**．産後の目標血糖は，空腹時・食前70〜110 mg/dL，食後100〜180 mg/dLとされます[3]．食事が再開されれば1日4回の血糖測定とし，血糖値≧200 mg/dLであれば速効型インスリン製剤の皮下注射を行います．妊娠糖尿病ではインスリン投与を必要としない場合が多いですが，妊娠中にインスリン治療を必要としていた場合には，基礎および追加インスリン量は分娩直前の半量で再開します[3]．妊娠糖尿病と診断された女性は，退院後6〜12週に75 g経口ブドウ糖負荷試験を行い，耐糖能評価を行うことが推奨されています[1〜3]．さらに，産後の2型糖尿病発症リスクが高いことから，長期フォローアップが必要となると同時に，次の妊娠までの包括的なケア（interpregnancy care）[6]の提供に移行していきます．

● おわりに〜研修医へのメッセージ

多くの女性は妊娠が判明してから産婦人科へ受診するため，妊娠前のケアをいかに充実させるかが重要となります．「妊娠」は，人によってセンシティブな内容になりますので，「妊娠」に対する考えや想いをどのように聴き出していくか，指導医とディスカッションしてみましょう．

引用文献

1 ）Draznin B, et al：15. Management of Diabetes in Pregnancy：Standards of Medical Care in Diabetes-2022. Diabetes Care, 45：S232-S243, 2022（PMID：34964864）

2 ）National Institute for Health and Care Excellence（NICE）：Diabetes in pregnancy：management from preconception to the postnatal period. 2020
https://www.nice.org.uk/guidance/ng3/chapter/Recommendations#postnatal-care

3 ）「妊婦の糖代謝異常 診療・管理マニュアル 第3版」（日本糖尿病・妊娠学会/編），メジカルビュー社．2021

4 ）日本糖尿病学会 編・著：「糖尿病治療ガイド2022-2023」，文光堂，2022

5 ）Frid AH, et al：New Insulin Delivery Recommendations. Mayo Clin Proc, 91：1231-1255, 2016（PMID：27594187）

6 ）American College of Obstetricians and Gynecologists；Society for Maternal-Fetal Medicine：Obstetric Care Consensus No. 8：Interpregnancy Care. Obstet Gynecol, 133：e51-e72, 2019（PMID：30575677）

Profile

鳴本敬一郎（Keiichiro Narumoto）
森町家庭医療クリニック／浜松医科大学医学部産婦人科家庭医療学
米国で家庭医療，公衆衛生，ファカルティ・ディベロップメントを学び，静岡県で妊婦健診〜分娩を含めた総合診療研修プログラムに関わっています．定期的な運動をしなくては…と思う今日この頃です．育児と仕事の両立奮闘中．

【第4章：さらにデキる研修医をめざして〜糖尿病診療アドバンス】

小児科で糖尿病の患者さんを担当するとき

高谷具純

小児では成人と異なり，成長に合わせたインスリンの調節が必要です．また学校や保育園・幼稚園で過ごす時間が多いため，患者さんの生活に寄り添った治療を考えましょう．

　　小児の糖尿病は，成人との違いや，各年代の成長・発達・理解度を考慮して，小児の生活に適した治療を選択することが必要です．本稿では小児に多い1型糖尿病について解説します．

　　研修医として糖尿病をもつ小児に接するときには，「注射や血糖測定頑張ってるね．みんなすごい！って言っているよ」などと患者さんを積極的に評価してあげましょう．

❶ インスリン注射 〜成人との相違点とは？

　　強化インスリン療法を基本とします．各食前に追加インスリンを注射し，基礎インスリンを1〜2回注射します．1日のインスリン使用量は体重（kg）当たり0.5〜1.5単位程度となります．そのうち基礎インスリンは30〜40％となります．**思春期にはインスリン抵抗性の増大により，必要なインスリン量が大幅に増加する**ことに注意します[1]．

　　追加インスリンの決め方として小児でもカーボカウント法が有用です（図1）．一般的な成人の場合と糖質/インスリン比，インスリン効果値が大幅に異なることに注意します．幼児は糖質/インスリン比20〜25，インスリン効果値100〜150を目安とします[3]．乳児では糖質/インスリン比40〜80，インスリン効果値500〜1,000と設定した報告もあります[4]．

　　そのため年少児では0.5単位刻みのインスリン注射器でも投与量の調節が難しいこともあります．インスリンポンプでは0.025〜0.05単位刻みでの投与量調整が可能で，大変有用です．

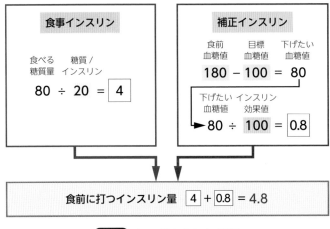

例えば糖質 / インスリンが **20** で
インスリン効果値が **100** の場合に，
食前血糖値が **180** mg/dL（目標血糖値 **100** mg/dL）で
これから食べる食事の糖質量 **80** g だったら…

| 食事インスリン | 補正インスリン |

食事インスリン

食べる　　糖質 /
糖質量　インスリン

80 ÷ 20 = 4

補正インスリン

食前　　　　目標　　下げたい
血糖値　　血糖値　　血糖値

180 − 100 = 80

下げたい　インスリン
血糖値　　効果値

▶ 80 ÷ 100 = 0.8

食前に打つインスリン量 4 + 0.8 = 4.8

図1 カーボカウントの例

文献2を参考に作成.

また，年少児では食事の量が不規則であることにも注意します．食事摂取量をみて食後に新規の超速攻型インスリン（ルムジェブ®，フィアスプ®）を投与する方法もあります．

インスリンポンプと持続グルコース測定（continuous glucose monitoring：CGM）を組合わせたSAP（sensor augmented pump）療法も小児の1型糖尿病治療に効果的です[5]．さらに最近ではハイブリッドクローズドループが小児で有用だったとの報告[6]もあり，これらの最新デバイスを用いることも積極的に検討します．成人ではこのようなデバイスを用いたときに治療費の負担が問題となりますが，**小児は小児慢性特定疾病医療費助成による補助が受けられます**．

❷ 小児の生活に合わせたインスリン投与法とは？

小児は園や学校などの集団生活で過ごす時間が長く，入院中に退院後の小児の生活に即した治療方法を検討しておく必要があります．

特に日中保育園や幼稚園で過ごす乳幼児は，昼食時や間食時のインスリン注入に対し，何らかの対応が必要になります．厳格なコントロールを追求するため頻回注射法を強制すると，保護者が毎日園に行って注射する必要が生じ，保護者の負担が大きくなります．毎日園に保護者が来ることが患児自身の集団生活にも影響を与えることに注意します．

それらを踏まえ，血糖管理は頻回注射法に比べて安定しませんが，朝に中間型を使用して，昼食・間食分をカバーする2回法が用いられることが多いです（図2A）．また，インスリンポンプではベーサル（基礎インスリン）を昼食時に一過性に増量する（図2B）ことで生理的なパターンに近づけることができ，血糖管理もしやすくなることが報告されており[7]，その方法を選択する患者さんも増えています．

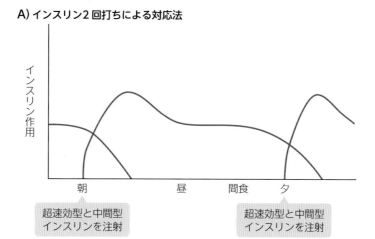

A) インスリン2回打ちによる対応法

インスリン作用

朝　　　　昼　　　間食　夕

超速効型と中間型
インスリンを注射

超速効型と中間型
インスリンを注射

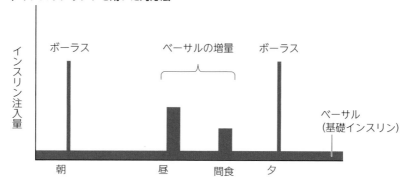

B) インスリンポンプを用いた対応法

インスリン注入量

ボーラス　　　ベーサルの増量　　ボーラス

ベーサル
(基礎インスリン)

朝　　　　昼　　　間食　夕

図2　乳幼児の保育園・幼稚園などにおける昼食・間食の対応法

❸ 患者会の利用について伝えてみよう

　　日常生活において，1型糖尿病治療を行う上で問題となることはさまざまで，年代や児の発達段階によっても変化します．日常診療だけではカバーできない問題については，小児糖尿病の患者会や患者会が主催するサマーキャンプで，同じような患者さんと交流することで解決につながることがあります．保護者も家での管理のしかた，園や学校での過ごしかた，児の将来のことについてなどさまざまな不安を抱えながら生活を送っています．学校や園の状況は地域で異なるため，患者会での情報交換を積極的に勧めてみてください．同年代の患者が，うまく対応していることがわかると保護者の不安も解消されます．入院中に，それらの情報を提供しておくことも大切です．

●おわりに～研修医へのメッセージ

　　小児1型糖尿病患者は成人と違った問題点があり，患者さんに適した対応法を考えていく必要があります．小児の1型糖尿病の特性を理解し，患者さんや保護者の声をよく聞いて，一番いい方法を考えていただければと思います．

▓ 引用文献

1）日本糖尿病学会 編・著：「糖尿病診療ガイドライン2019」，南江堂，2019
2）日本メドトロニック株式会社「はじめてみよう！カーボカウント」（川村智行，藤本浩毅／監修）
3）Kawamura T：The importance of carbohydrate counting in the treatment of children with diabetes. Pediatr Diabetes, 8 Suppl 6：57-62, 2007（PMID：17727386）
4）広瀬正和，他：乳幼児期発症の糖尿病患者においてインスリン持続皮下注入療法（CSII）とカーボカウント法により良好な経過をとった3例．糖尿病，50：811-817，2007
5）Bergenstal RM, et al：Effectiveness of sensor-augmented insulin-pump therapy in type 1 diabetes. N Engl J Med, 363：311-320, 2010（PMID：20587585）
6）Ware J, et al：Randomized Trial of Closed-Loop Control in Very Young Children with Type 1 Diabetes. N Engl J Med, 386：209-219, 2022（PMID：35045227）
7）Suzuki J, et al：Utility of an Increment in the Basal Rate during Mealtime in Place of Pre-meal Boluses for Preschool-aged Children with Type 1 Diabetes Using CSII. Clin Pediatr Endocrinol, 18：107-110, 2009（PMID：23926369）

▓ 参考文献・もっと学びたい人のために

1）Glaser N, et al：ISPAD clinical practice consensus guidelines 2022：Diabetic ketoacidosis and hyperglycemic hyperosmolar state. Pediatr Diabetes, 23：835-856, 2022（PMID：36250645）
　↑国際小児思春期糖尿病学会のガイドラインの最新版です．機関誌のPediatric Diabetes誌に，2022年12月現在一部の章が発表されています．今後ほかの章も順次発表される予定です．

Profile

高谷具純（Tomozumi Takatani）

千葉大学医学部附属病院 小児科
私自身も小児期に1型糖尿病を発症しました．現在小児科医として，自分自身の経験や，最新の学術情報を踏まえて，1型糖尿病の子供たちの診療をしています．小児の1型糖尿病患者が直面するさまざまな困難や問題点を理解していただけると大変うれしく思います．

【第4章：さらにデキる研修医をめざして～糖尿病診療アドバンス】

糖尿病の患者さんに こんなことを聞かれたら

三澤美和

患者さんは毎日の暮らしのなかで「これってどうなの？」と思うことを多々抱えています．患者さんの何気ない質問にさらりと答えられる，デキる研修医をめざしましょう．

● Q1 先生，旅行に行ってもいいですか？

A. もちろんです！ 糖尿病があるからといってできないことはありません．特に海外旅行の場合には以下のポイントをお話ししてあげましょう．

【旅行時のポイント】[1, 2]
1. 感染症流行の状況と出入国制限について事前に確認する．
2. 糖尿病薬の管理：予想外の事態に備えて薬は日程の倍の回数分準備しておく．内服薬，注射薬，インスリンポンプ，針，血糖測定器，ブドウ糖錠剤，アルコール綿を準備し，すべての薬・注射類は荷物として預けてしまわず手荷物として機内に持ち込む．持ち込む際の証明書があれば便利（図1）．
3. 時差のある地域への旅行は，機内～現地での内服や注射のタイミング，食事の注意点を事前に主治医と相談する．
4. インスリンポンプやCGM（持続グルコース測定）は機器の作動に影響する可能性があるためX線装置やボディスキャナーは通せない．これも証明書をもっておけばスムーズである（図1）．
5. 医療機関でのサポートがすぐに受けられるよう旅行保険に入る．
6. 国内航空会社の国際便であれば糖尿病用の機内食対応が受けられるため，各航空会社のホームページを参考に準備をするとよい（図2）．

【特別機内食 申込ページ】
全日空：https://www.ana.co.jp/ja/jp/guide/inflight/service/international/spmeal/
日本航空：https://www.jal.co.jp/jp/ja/inter/service/meal/special/menu/

A) 糖尿病証明カード
（日本糖尿病協会）

B) 緊急情報カード（エアポートカード併用）日本語版
（メドトロニック社）

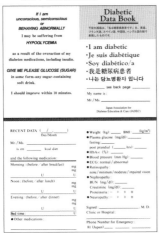
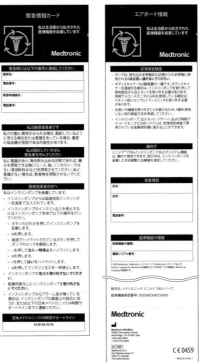

図1 旅行の際の準備

日本糖尿病協会の糖尿病証明カードやメドトロニック社の緊急情報カードはWebからダウンロードできる.

A）日本糖尿病協会web ページ「英文カード（Diabetic Data Book）」より転載（https://www.nittokyo.or.jp/uploads/files/DiabeticDB.pdf）.

B）日本メドトロニック株式会社web ページ「緊急情報カード（エアポートカード併用）日本語版」より転載（https://www.medtronic.com/jp-ja/your-health/treatments-therapies/diabetes/products/insulin-pump-systems/minimed-770g/guides.html）.

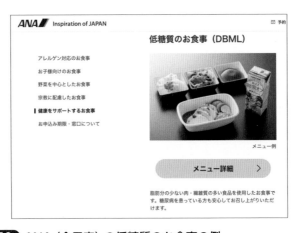

図2 ANA（全日空）の低糖質のお食事の例

全日空 web ページ「特別機内食（スペシャルミール）」より転載
（www.ana.co.jp/ja/jp/guide/inflight/service/international/spmeal/）.

Q2 先生，お酒はどれくらい飲んでいいの？

A. 血糖値はアルコールにより一時的に上がりますが，空腹時には逆に低血糖を起こすリスクが高いといわれています．アルコールが一時的に肝臓グリコーゲンのブドウ糖への分解を促進し摂取後一時的に血糖が上昇することがある一方，逆に空腹時にアルコールを摂取すると，肝臓がアルコール代謝に追われ，グリコーゲン分解が遅れることで低血糖のリスクが上がります．

お酒そのものが血糖値を上げるわけではないものの，飲酒時には食事量が増えがちになること，カロリーの高いメニューになることで二次的に肥満や高血糖につながることをお話します．

糖尿病患者さんに限らずすべての人に以下の量までが勧められています[3]．

> 1 drink＝ビール350 mL／ワイン150 mL／蒸留酒45 mLと考えて
> ・65歳以下の女性　　≦1 drink／日かつ7日未満／週
> ・65歳以下の男性　　≦2 drinks／日かつ14日未満／週
> ・65歳以上　　　　　≦1 drink／日かつ7日未満／週
> 各種の酒に含まれるエネルギー（カロリー）と糖質を表にまとめました．

Q3 先生，タバコを吸うのはダメなの？

A. ダメです．糖尿病の方に限らず100％禁煙を勧めます．喫煙は害こそあるもののメリットはありません．日本人を対象に，予防可能なリスク因子が死亡と平均余命に及ぼす影響を調べた研究[4]では，高血圧や高血糖といったほかの因子より圧倒的に喫煙が平均余命に関連していました．また国内の調査では20歳よりも前に喫煙をはじめると，1日の

表　お酒のカロリーと糖質

種類	ビール※	発泡酒	ワイン	ウイスキー	日本酒	焼酎	ハイボール	梅酒
カロリー(kcal)	(350 mL)140〜165(500 mL)200〜235	(350 mL)67〜160	(グラス1杯100 mL)75〜80	(シングル)75	(1合180 mL)200	(ロック1杯)70	(100 mL)47	(ロック100 mL)162
100 mLあたりのカロリー(kcal)	36〜46	0〜12	75〜80	234〜240	100〜110	195	47	162
糖質	(350 mL)約10 g(500 mL)約15 g	(350 mL)0〜12.6 g	(グラス1杯)1.4 g	0	(1合)6.6 g	0	0	(1杯)18 g

アルコール　1 g＝7 kcal
※キリン「一番搾り」はカロリー・糖質少なめ（350 mLで糖質9 g，カロリー140 kcal）
　サントリー「ザ・プレミアム・モルツ」は高め（350 mLで糖質12.6 g，カロリー164 kcal）
各社の製品webページを参考に作成．

喫煙本数が20本前後だとして男性は8年，女性は10年も寿命が短くなることがわかっており[5]，まさに百害あって一利なしなのです．電子タバコはタバコに代わるものとして人気が上がっていますが，現在電子タバコの健康への長期的な影響は明らかになっておらず[6]，CDCやFDAも一部の電子タバコによる肺障害の懸念もふまえ，禁煙の代わりとして推奨するものではないことを明記しています[7]．禁煙に向けては一方的にやめるように指導するのではなく，患者の思いを汲みとりながら行動変容を起こせるように支援することが大切です．

● Q4 先生，血糖が下がるというサプリメントはどうなの？

A. サプリメントや健康食品は広く市場に出回っており，なかには「血糖値を下げる」「糖尿病に効く」などうたっているものもあります．相談されたときには『「健康食品」の安全性・有効性情報』が役立つでしょう．食品や成分名を入れると，その食品の安全性や有効性が検索できます．大切なことは，**サプリメントや健康食品を使用する患者さんの背景には「健康でいたい」という気持ちがあり，それを決して否定しない**ことです．たとえ科学的根拠のないものでも，健康でいたい気持ちを承認し，よりよい手段がほかにないかなどを患者さんと話し合えるといいですね．

> ・国立健康・栄養研究所：「健康食品」の安全性・有効性情報
> https://hfnet.nibiohn.go.jp/

● Q5 先生，おやつは食べたらだめなの？

A. 「おやつ」が一概にダメだということではありません．糖尿病の食事に関して大切なことは摂取カロリーと体重のバランスです．あんこがいっぱいの大きなお饅頭（約200 kcal）を食べるのと，あっさりした煎餅（2枚で約84 kcal）を食べるのとでも摂取カロリーはずいぶん違います．最終的に1日で食べる総カロリーが問題であるので，食事を少し控えたり，野菜を増やしたりしながら，あくまで「食べ過ぎない」間食にすることを伝えます．糖尿病患者さんに「食べてはいけないもの」はありませんが，バランスと体重コントロールをするのに，どのような「おやつ」のとり方がいいのかを相談できることが大事だと思います．

● Q6 先生，災害に備えてどんな準備をすればいいの？

A. 日常での災害時の備えについては糖尿病情報センターの「糖尿病の方の災害時の備え」が参考になります．普段から準備すべきものを確認しておきましょう．

> ・国立国際医療研究センター糖尿病情報センター：糖尿病の方の災害時の備え
> https://dmic.ncgm.go.jp/general/about-dm/080/020/11.html

● Q7 先生，お薬代が高くて困っています．

A. 患者さんは金銭面の相談をしたくても言い出せずにいることがよくあります．糖尿病患者さんは多くが糖尿病以外にも，血圧，脂質，循環器系の薬や高齢になれば整形外科的な薬などをもらっていて種類によっては薬価もかさみます．こちらからタイミングをみて「お薬代などの負担は大丈夫ですか」と声をかけられるといいと思います．もし医療費でお困りの場合，患者さんが使える公的支援には以下のものがあります．

- ・介護保険制度（65歳以上の方，40〜64歳で特定疾病をおもちの方）
- ・高額療養費制度（外来や入院で高額な治療を行った方）
- ・障害年金（眼・肢体・心臓・腎臓の障害，治療の難しい糖尿病の方）
- ・身体障害者手帳（眼・腎臓・肢体に障害がある方）
- ・心身障害者福祉手当（眼・腎臓・肢体の障害がある方）
- ・難病医療費助成制度（指定難病に関連する糖尿病）
- ・小児慢性特定疾病医療費助成制度（糖尿病と診断されている児童）
- ・特別児童扶養手当（糖尿病の児童をもつ保護者）

その患者さんが対象となるかどうかなど，行政の担当窓口や病院のソーシャルワーカーに相談するといいでしょう．『糖尿病情報センター』や『糖尿病ネットワーク』のwebページは詳しく情報が載っています．ぜひ見てみてください．

- ・国立国際医療研究センター糖尿病情報センター：糖尿病と社会保障（糖尿病の方が受けられる公的支援）
  https://dmic.ncgm.go.jp/general/about-dm/080/090/01.html
- ・糖尿病ネットワーク：糖尿病の医療費・保険・制度
  https://dm-net.co.jp/seido/

● おわりに〜研修医へのメッセージ

いかがでしたか？ ここに答えきれない疑問も正しい情報サイトを使えば調べて答えてあげることができます．患者さんには「病気」より前に「暮らし」があることを想像力を働かせてください．以下のページをのぞいておくと，糖尿病患者さんの暮らしについてより理解が深まるでしょう．

- ・国立国際医療研究センター糖尿病情報センター：https://dmic.ncgm.go.jp/
- ・糖尿病ネットワーク：https://dm-net.co.jp/
- ・日本IDDMネットワーク（1型糖尿病についての情報）：https://japan-iddm.net/

引用文献

1）Centers for Disease Control and Prevention：21 Tips for Traveling With Diabetes.
　https://www.cdc.gov/diabetes/library/features/traveling-with-diabetes.html
2）DIABTES UK：Travelling with diabetes.
　https://www.diabetes.org.uk/guide-to-diabetes/life-with-diabetes/travel
3）Draznin B, et al：5. Facilitating Behavior Change and Well-being to Improve Health Outcomes：Standards of Medical Care in Diabetes-2022. Diabetes Care, 45：S60-S82, 2022（PMID：34964866）
4）Ikeda N, et al：Adult mortality attributable to preventable risk factors for non-communicable diseases and injuries in Japan：a comparative risk assessment. PLoS Med, 9：e1001160, 2012（PMID：22291576）
5）Sakata R, et al：Impact of smoking on mortality and life expectancy in Japanese smokers：a prospective cohort study. BMJ, 345：e7093, 2012（PMID：23100333）
6）中村正和，他：加熱式たばこ製品の使用実態，健康影響，たばこ規制への影響とそれを踏まえた政策提言．日本公衆衛生雑誌，67：3-14，2020
7）Centers for Disease Control and Prevention：Outbreak of Lung Injury Associated with the Use of E-Cigarette, or Vaping, Products.
　https://www.cdc.gov/tobacco/basic_information/e-cigarettes/severe-lung-disease.html#latest-information

Profile

■ 三澤美和（Miwa Misawa）
大阪医科薬科大学 総合診療科
詳細は p.3120 参照.

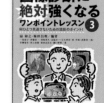

【第4章：さらにデキる研修医をめざして〜糖尿病診療アドバンス】

糖尿病の患者心理

血糖コントロールが悪い人は「ダメな人」なの？

三澤美和

> 糖尿病患者さんに対する無意識の偏見や差別が，糖尿病患者さんの大きな心理的負担を起こします．どのような負担があるのかを知り，今日からもっと優しい糖尿病診療をめざしましょう．

Diabetes distress（DD）という言葉を聞いたことがありますか？ 糖尿病患者さんが抱える疾患特有のストレス，罪悪感，孤独感などの心理的負担のことを指します．DDの有病率は18〜45％，18カ月以上2型糖尿病を患っている人の38〜48％で発病してくるといわれています[1]．なぜこのようなストレスが発生するのでしょうか．糖尿病をもつ人は「特定の属性に対して刻まれる負の烙印＝stigma（スティグマ）」（社会的偏見による差別）にさらされているといわれ，糖尿病という疾患を通じて多くのストレスを抱えるのです．

● Diabetes distress を抱える患者さんの心理

DDの状態が悪化すると薬物治療のアドヒアランスや，HbA1cレベル，自己効力感，食事療法や運動療法の取り組みの減少に大きく影響するとされています[2]．表に示したように糖尿病の特徴ゆえ，患者さんはさまざまな心理的負担をもっています．

また私たち医療者の何気ない言葉が患者さんを傷つけていることがあります．こんな会話はないでしょうか．

> 「今回も血糖値悪くなってますね．何を食べたんですか？」
> （患者さんが食べるものは自由なはず）
> 「体重が増えてますね，ちゃんと管理しないといけないじゃないですか」
> （患者さんが「ちゃんと管理していない」と無意識に決めている）

このように私たちは知らず知らずのうちに脳に刻み込まれた既成概念，固定観念となっている考え方で相手に対してバイアスをかけて見ています．これをunconscious bias（無

表 Diabetes distressの7つのカテゴリー

カテゴリー	どんなストレスを抱えるか
1) 治療計画, 糖尿病の管理	・後ろめたい, 失敗したと感じる ・気落ちしている, やる気がない, 重荷に感じる
2) 食事, 食べること	・食事や食べるものを「奪われている」と感じる ・食事療法に「占拠されている, 支配されている (pre-occupied)」, 従えないと思う
3) 糖尿病に関するネガティブな感情の経験	・糖尿病に関する陰性感情の経験 ・打ちのめされている, 燃え尽きている, 受け入れないといけない ・感情的な影響に戸惑う ・糖尿病に支配されていると感じる
4) 低血糖	・低血糖についての心配, 不安
5) 将来や合併症	・合併症, 将来についての恐怖, 今ある合併症に対応しなくてはならないこと
6) 社会, 対人関係	・友人や家族が非協力的であること ・友人や家族に協力してもらっていない, 理解されていないと感じる ・仕事で差別されることへの不安 ・糖尿病であることで人から違った扱いを受ける, 孤独だと感じる
7) ヘルスケア専門の人々との関係	・糖尿病に関する知識が十分でないと感じる ・ヘルスケアプロバイダーから支援されていないと感じる ・糖尿病のセルフケアに関して陰性感情をもたれている

文献3を参考に作成.

意識の偏見) と呼び, 悪気のない何気ない言葉が相手を傷つけていることをmicroaggression (小さな攻撃) といいます. あなたと患者さんとの会話でunconscious biasからくる「小さな攻撃」をしていないでしょうか.

●おわりに～研修医へのメッセージ

　糖尿病をもつ人が安心して社会生活を送り, 糖尿病のない人と変わらない生活を送れるために日本糖尿病学会・日本糖尿病協会をはじめとしてたくさんの団体により活動が行われています.

　まずは今日から以下のように自分の患者さんとのコミュニケーションをふり返ってみてください.

> ・自分が何気なくかけている言葉が患者さんを傷つけていないかな?
> ・無意識に糖尿病患者さんはこうだ, と決めつけていないかな?

　患者さんが毎日「糖尿病」を抱えて頑張っておられることを意識すれば, 治療や生活改善ももっとうまくいくはずです. まずは「毎日大変ですよね」という気持ちをもって, 今日からデキる糖尿病診療をめざしましょう.

■ 引用文献

1 ）Aikens JE：Prospective associations between emotional distress and poor outcomes in type 2 diabetes. Diabetes Care, 35：2472-2478, 2012（PMID：23033244）

2 ）Kalra S, et al：Diabetes distress. Journal of Social Health and Diabetes, 6：004-007, 2018

3 ）Dennick K, et al：What is diabetes distress and how can we measure it? A narrative review and conceptual model. J Diabetes Complications, 31：898-911, 2017（PMID：28274681）

Profile

三澤美和（Miwa Misawa）
大阪医科薬科大学 総合診療科
詳細は p.3120 参照.

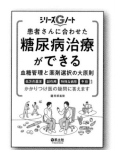

特集関連バックナンバーのご紹介

2022年3月号 (Vol.23 No.18)

一般外来　処方ドリル

症例で鍛える！慢性疾患・コモンプロブレムへの上手な薬の選び方・使い方

北　和也／編

□ 定価2,200円（本体2,000円＋税10%）　□ ISBN 978-4-7581-1676-3

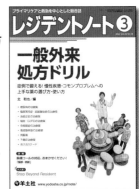

読者の声

- 「ほかの先生方が何を考えて処方を出しておられるかが垣間見えるような気がしました．挙げられている薬剤も頻用薬が多く，勉強になりました」
- 「薬剤選択の考え方をベースに，外来診療の極意についてドリル形式で身につけることのできる貴重な特集だと感じました」

2022年4月号 (Vol.24 No.1)

身体診察　いざ、「型」から「実践」へ

頭から爪先まで、現場の診察手技と所見の意味を知って実臨床に活かす！

中野弘康，石井大太／編

□ 定価2,200円（本体2,000円＋税10%）　□ ISBN 978-4-7581-1677-0

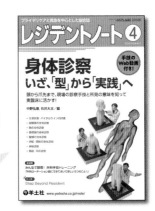

読者の声

- 「研修医が最初に取り組むべき「情報収集」の方法と着眼点が病態と絡めて説明されており，何を目的として所見を取るのかまで含めた体系的な「身体診察」を学ぶことができる素晴らしい教材であると感じました」
- 「実際の身体診察時の様子や注意点なども動画でわかりやすく解説してくださっているので，上級医に指導してもらえる機会がなくても自分で学ぶことができるのでとてもよかったです」

増刊2020年6月発行 (Vol.22 No.5)

改訂版　糖尿病薬・インスリン治療
基本と使い分け Update

新しい薬剤・デバイス・エビデンスも理解し、ベストな血糖管理を！

弘世貴久／編

□ 定価5,170円（本体4,700円＋税10%）　□ ISBN 978-4-7581-1645-9

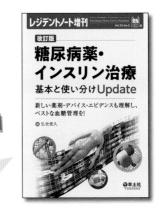

読者の声

- 「糖尿病は患者数が多い分，薬剤も多く販売されており、適切な薬剤を選択するのに戸惑うことが多かったのですが，この増刊号で最新の糖尿病治療についてわかりやすく網羅的にまとめていただき大変参考になりました」
- 「基礎から丁寧に書かれていてとても良い復習になりました．入院でインスリン導入したり、糖尿病治療したりすることは多くありましたが，外来で対応したことはなかったので，新たな知識を得ることができました」

詳細は レジデントノート HPで！　最新情報もチェック ▶

f residentnote
🐦 @Yodosha_RN

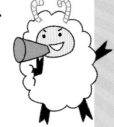
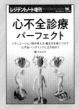
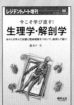
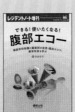
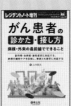
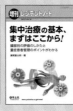
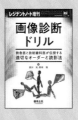
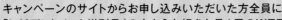
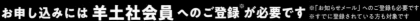

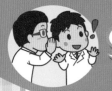

第72回　血算測定のRDWとは？

後藤和人，近藤朝子

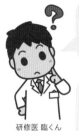

血球の機械測定の結果報告に記載されているRDWは，何を意味していて，どのように臨床に用いたらよいのですか？

研修医 臨くん

よいところに気がついたね．医学生のときに学んだMCVによる貧血の鑑別にRDWを加えると，さらなる貧血の鑑別が可能だよ！ それでは，見ていこう．

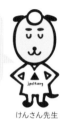

けんさん先生

解 説

　現在，全自動型の血球分析装置では，全血球計数（complete blood cell count：CBC），すなわち白血球数（WBC）・赤血球数（RBC）・ヘモグロビン濃度（Hb）・ヘマトクリット値（Ht）・血小板数（Plt）・平均赤血球容積（MCV）・平均赤血球血色素量（MCH）・平均赤血球血色素濃度（MCHC）の基本8項目を測定して，診療医に結果を報告しているよ．機器の測定法によっては，追加で赤血球粒度分布幅（RDW）・血小板粒度分布幅（PDW）・平均血小板容積（MPV）・血小板クリット値（PCT）・白血球分画の測定が可能であり，その結果も合わせて報告しているんだ．さらには，各装置は網赤血球，有核赤血球（NRBC）をはじめ，各種の特徴的な計測結果を診療医に提供するよ．機器の改良により，徐々に多くの項目を測定できるようになり，新たな疾患の発見に用いられているんだ．この血算の報告項目のなかでRDWについて，実臨床で有用な内容を解説していくね．

● 赤血球粒度分布幅（RDW）とは？

　赤血球粒度分布幅（red cell distribution width：RDW）は自動血球分析装置において赤血球の粒度分布曲線（ヒストグラム）から計測する赤血球容積分布で，赤血球の大きさのばらつきをみるものだよ．ヒストグラムは赤血球測定の閾値範囲内で縦軸に相対度数，横軸に赤血球の容積をプロットして，平坦化した分布曲線から求めるよ．RDWは，ヒストグラムの左脚（小さい粒子）の血小板凝集塊・大血小板・電気的ノイズ，および右脚（大きい粒子）の凝集赤血球を除外して計算するんだ．

　RDWは変動係数（coefficient of variation：CV，%）と標準偏差（standard deviation：SD，fL）で表記するよ．計算法は，図を見てね．基準範囲はRDW-CV法で11.5〜13.8%，RDW-SD法で38.8〜50.0 fLで，主にRDW-CVをみて，赤血球のサイズのばらつきを予想するんだ．ばらつきが大きい症例では，適宜末梢血塗抹標本による赤血球の観察を追加しよう．

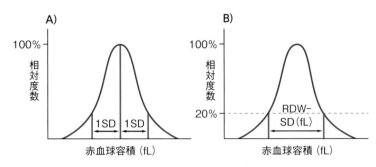

図　RDWの測定法
A) RDW-CV = SD (fL) × 100/MCV (fL) で算出される.
B) RDW-SD (fL) はヒストグラムのピークの高さを100％としたときの下方から20％の高さにおける赤血球分布幅である.

● RDWと平均赤血球容積（MCV）との組み合わせによる貧血の鑑別

RDWは赤血球の大きさのばらつきを表す指標であり，値が大きくなれば赤血球の大きさが不均一であることを意味しているよ．**MCV（小球性，正球性，大球性）とRDW（均一性，不均一性）を組み合わせることによる貧血の鑑別は，MCVのみで類推するよりもさらなる疾患の鑑別につながるんだ**（表）.

近年RDWは，新型コロナウイルス感染症[3]，急性心筋梗塞[4] など，さまざまな疾患の予後にかかわることで大変注目を集めているよ．血算の結果を深く読むといろいろな新たな知見が広がるね！

表　RDWとMCVの組み合わせによる貧血の鑑別

		RDW-CV（%）	
		基準範囲（均一性）	高値（不均一性）
MCV (fL)	低値 80 fL以下 （小球性）	サラセミア 慢性疾患に伴う貧血	鉄欠乏性貧血 βサラセミア ヘモグロビンH症 破砕赤血球 鉄芽球性貧血
	基準範囲 80～100 fL （正球性）	正常 慢性肝疾患 抗がん剤治療中 出血 慢性疾患に伴う貧血	早期の鉄・葉酸欠乏性貧血 骨髄線維症 鎌状赤血球症
	高値 100 fL以上 （大球性）	再生不良性貧血	巨赤芽球性貧血 （ビタミンB12・葉酸欠乏性貧血）

文献1，2を参考に作成.

今月のTips!

血算の検査結果にはさまざまな情報が含まれており，RDWなどの検査結果を合わせると，さらなる疾患の鑑別に導ける．今後は，より注意して検査結果を確認しましょう！

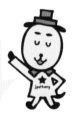

参考文献

1）竹田知広，近藤 弘：血液検査でRDWやMPVなどのデータが同時に出てきます．評価方法を教えてください．臨床検査，65：320-321，2021
2）近藤 弘，山出健二：血液検査でRDWやMPVなどのデータが同時に出てきますが，評価方法を教えてください．臨床検査，57：1234-1235，2013
3）Wang C, et al：Red cell distribution width（RDW）：a prognostic indicator of severe COVID-19. Ann Transl Med, 8：1230, 2020（PMID：33178762）
4）Cemin R, et al：Blood cells characteristics as determinants of acute myocardial infarction. Clin Chem Lab Med, 49：1231-1236, 2011（PMID：21534844）

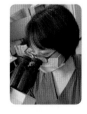

今月のけんさん先生＆研修医 臨くんは…
東海大学医学部臨床検査学の後藤和人＆近藤朝子（写真）でした.
東海大学は，指導医・研修医の対話型臨地実習も行っています．臨床検査の初期研修・後期研修も検討ください.

日本臨床検査医学会
Japanese Society of Laboratory Medicine

日本臨床検査専門医会

臨床検査専門医を目指す方へ

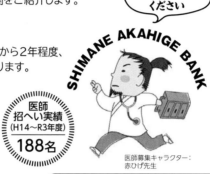
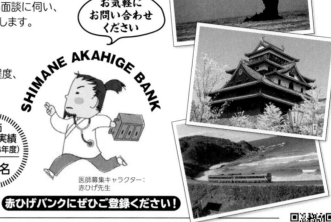
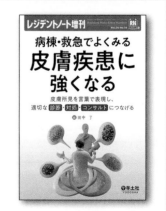

Practice-Changing Evidence

いつもの診療をアップデート

本連載では，臨床現場ではまだ十分に実施されていないものの，今後の常識となりうる「診療を変えるエビデンス（Practice-Changing Evidence）」を紹介します．今の診療を見直して，より良い病棟診療を目指しましょう．

第7回
入院高齢患者の高血圧と高血糖への治療強化は継続すべきか？

鈴木智晴
浦添総合病院 病院総合内科／質の高い病棟診療ワーキンググループ（日本病院総合診療医学会）

Point

- 入院中の高血圧・高血糖は一過性であれば入院中に調整した内容を退院後も継続しないほうがよい

はじめに

　　入院中の高齢の患者さんで高血圧，高血糖がみられることはよくあることですが，皆さんどのように対応していますか？ 最も重要なことは，高血圧や高血糖をきたす病態が出ていないかどうか検討し対処することですが，特に問題がなさそうだったとき，ひとまず降圧薬を継続指示で出す，高血糖についてはスライディングスケールで対応する，落ち着いたら退院処方に反映して終了，ということになっていないでしょうか．今回は，入院中にみられる高齢者の高血圧や高血糖への対処を振り返るきっかけになる研究をご紹介します．

症例

　　70歳男性．高血圧症の既往あり．1週間前まで右下葉の肺炎で入院治療をうけていた．入院中に血圧が上昇したため，アムロジピンが1日5 mgから1日10 mgに増量されていた．退院後ふらつくことが多くなってついに転倒し，右膝の疼痛を訴えて救急外来を受診した．眼前暗黒感や黒色便，鮮血便なし．ふらつきは立ちくらみのような症状とのことで，朝の降圧薬が増えてからではないかという解釈モデルだった．眼瞼結膜に貧血なし．画像上，右膝蓋骨や脛骨近位部，大腿骨遠位部に骨折なし．

指導医：ふらついて転倒ということですね．失神はなさそうでしょうか．

研修医：はい，失神はなさそうで，歩容に問題はなく明らかな筋力の低下や麻痺，深部覚の低下もなくて，神経・筋疾患という印象でもありません．

指導医：入院中に降圧薬が増えて，退院してからふらつくようになったということでしたね．実は入院中に導入・強化した降圧療法は，退院後の外傷や再入院を増やすという報告があります．一緒に論文を読んでみましょう．

入院中高齢者の降圧治療を強化して退院しても，臨床アウトカムは改善しない[1]

Anderson TS, et al：Clinical Outcomes After Intensifying Antihypertensive Medication Regimens Among Older Adults at Hospital Discharge. JAMA Intern Med, 179：1528-1536, 2019（PMID：31424475）

● 背景：
高齢者が外来で処方されている薬の内容は入院で変更されやすい

診療の質を改善するという観点では medication reconciliation（薬の整理）は重要で，高齢者において潜在的に不適切な処方を減らすことは大切なことです．しかし普段の薬で調子は悪くないのにもかかわらず，入院を期に処方が変更されることもあり[2]，入院している間の状態に合わせた処方内容は，外来での患者の状態を改善させるのでしょうか？ 本研究では入院中に降圧治療を強化した場合に患者アウトカムが改善あるいは悪化するかどうか調べました．

● 方法：
プロペンシティスコアマッチングを行った後方視的コホート研究

本研究は米国の退役軍人病院における後方視的コホート研究です．2011年から2013年の3年間に入院した65歳以上の患者を対象としました．高齢者に多い疾患かつ降圧治療の強化につながらなさそうな疾患（肺炎，尿路感染，深部静脈血栓症）で入院した患者を組み入れています．退院時点で新規の降圧薬の開始あるいは既存の降圧薬を20％以上増量し，退院時にもこの処方を継続して退院した場合を降圧治療強化群（曝露）とし，これに対して降圧薬を追加しない，あるいは既存の降圧薬の増量がなかった場合を対照としました．本研究ではプロペンシティスコアを用いて両群の患者背景をそろえ，いわば擬似的なランダム化比較試験のような状況をつくり出しています．ただし注意点がありますのでコラム（p.3206）も参照ください．

● 結果：
入院中に降圧治療を強化すると患者アウトカムが悪化する可能性あり

14,915名が対象となり，うち2,074名（14％）が降圧治療を強化されていました．降圧治療強化群では主要アウトカムである30日以内の再入院および30日以内の重篤な有害事象[注1]の複合アウトカムが増加しました．一方でもう1つの1年以内の心血管イベント[注2]のは複合アウトカムには差がありませんでした．また降圧治療強化群で副次アウトカムである30日以内の心血管イベントが増加していました．

注1：重篤な有害事象：救急外来の受診，転倒に伴う外傷，低血圧，失神，電解質異常，急性腎障害．
注2：心血管イベント：急性心筋梗塞，不安定狭心症，脳梗塞，心不全，高血圧による救急外来の受診および入院．

● **考察と臨床への応用：**
入院中に強化した降圧治療を退院後も続けるのは危険かもしれない

　　一過性の高血圧であって，高血圧緊急性をきたすほどの状況でないのであれば降圧治療を強化しないほうがよいのかもしれません．ただし，退役軍人病院ということで，研究の対象はほぼ男性でした．そのため女性では同じ結果になるかどうかはわからないと考えていたほうがよさそうです．一方，著者が米国の内科病棟で見学してきたことですが（2022年10月），退役軍人病院は日本の病院と入院期間や疾患の分布が似ているので，退役軍人病院の研究結果は日本の実臨床への応用という観点ではその他の病院よりもよいかもしれません．

論文2　入院中に高齢者の血糖降下療法を強化して退院しても，臨床アウトカムは改善しない[3]

Anderson TS, et al：Intensification of Diabetes Medications at Hospital Discharge and Clinical Outcomes in Older Adults in the Veterans Administration Health System. JAMA Netw Open, 4：e2128998, 2021（PMID：34673963）

● **背景：入院すると高血糖リスクも低血糖リスクも高くなる**

　　論文1では入院中に降圧薬の追加や増量を行っても患者アウトカムが改善しないばかりか悪化するかもしれないという結果でした．コモンディジーズで入院した患者の14％で降圧治療が強化されており[1]，この点はインパクトが大きいと思います．入院中の一過性の高血糖が長期的な患者アウトカムにかかわるわけではありませんが，入院中の治療内容が退院後にも継続することがあり，この場合は在宅で低血糖になる可能性も否めません．そこで，同じ研究者が出版した論文2では，高齢者の入院中の高血糖に対して血糖降下療法を強化し退院すると外来での患者アウトカムはどうなるのか，ということを調べています．

● **方法：**
プロペンシティスコアマッチングを行った後方視的コホート研究

　　こちらも米国の退役軍人病院における後方視的コホート研究です．2011年から2016年の約4年10カ月間に65歳以上のコモンディジーズで入院した2型糖尿病の患者を組み入れています．糖尿病の定義は「入院前に血糖降下薬を使用していた場合と入院1年前のHbA1cが6.5％を超えていた場合」です．退院時点で新規の血糖降下薬の開始あるいは既存の血糖降下薬を20％以上増量した，またはインスリンを新規に導入し，退院時にもこの処方を継続して退院した場合を血糖降下療法強化群（曝露）とし，これに対して血糖降下薬を追加しない，あるいは既存の血糖降下薬の増量がなかった，新規のインスリン療法の導入がされなかった場合を対照としました．重要な除外基準として糖尿病ケトアシドーシスや高浸透圧性非ケトン性昏睡を合併した場合と入院前にインスリンを使用していた場合が含まれています．こちらもプロペンシティスコアによるマッチングを行っています．

● **結果：入院中に血糖降下療法を強化すると退院後30日以内の低血糖リスクが上がる**

28,198名（平均年齢は73.7 ± 7.7歳，男性が98.3%）が対象となり，うち2,768名が血糖降下療法を強化されていました．プロペンシティスコアでマッチングされた5,296名が解析の対象となりました．血糖降下療法強化群で重症低血糖の頻度が高かったですが〔1.0% vs 0.5%，ハザード比（HR）2.17，95% CI 1.10-4.28〕，重症高血糖は増加しませんでした〔0.3% vs 0.3%，HR 1.00，95% CI 0.33-3.08〕．また1年時点での死亡，再入院，HbA1cの低下率にも優位差はありませんでした．

● **考察と臨床への応用：入院中に強化した血糖降下療法を退院後も続ける意義は乏しい**

高齢入院患者の血糖降下療法を強化しても，30日および1年時点での臨床アウトカムに大きな差はなく，短期的には低血糖リスクを上昇させる場合があり，入院中短期間は血糖降下療法の強化が必要だったとしても，退院時点ではもともとの治療に戻すということが妥当かもしれません．また論文1と同様，対象がほとんど男性だったため，女性への適応は難しいです．

コラム　プロペンシティスコアを用いた解析

患者背景を揃えバイアスを排除し，因果関係を証明しうる研究デザインはランダム化比較試験（randomized controlled trial：RCT）ですが，ランダム化比較試験にそぐわない臨床疑問を解決する場合は観察研究によって関連性の推定をすることになります（RCTではかかる費用が多く，倫理的に実施が難しいことがあります）．比較にはRCT同様患者背景が揃っていることが重要で，この際に多変量解析を実施します．ただ多変量解析による患者背景の調整には限界があり，調整しようとする変数の数は症例数によって制限され，多くの変数で調整しようとするとOverfitting（過剰適合）という現象を生じる可能性があり，結果が歪む可能性もあります．この観察研究の弱点を克服する試みが，プロペンシティスコアによる解析です．

プロペンシティスコア（propensity score：傾向スコア）とは，「各個人が治療群に含まれる確率」と定義されます．各個人でプロペンシティスコアが同じ，ということは，「それぞれの個人の測定された変数における背景が同一」ということを意味します[4]．本スコアが近い個人同士を介入（曝露）群と対照群で合わせてペアをつくることをプロペンシティスコアマッチングと呼びます．比較に際して患者背景が揃うため，「擬似RCT」といえます．ただし，測定していない変数については調整ができないし，また交絡因子になりうることがRCTと大きく異なります．またマッチングを行うと一般に症例数が少なくなるので，検定のエラーが大きくなる可能性があることも問題になります（真の母集団では差があるのに，差がないように見えてしまう）．

症例のその後

　膝の痛みに対して痛み止めを使用したうえでアムロジピンを1日5mgに戻し様子をみたところ，立ちくらみやふらつきはなくなり退院した．

研修医：降圧治療の強化が原因でふらついたのですね．入院中によくある高血圧へ安易に降圧治療を強化して対応するのは要注意なのですね．

指導医：そうですね，今回のように低血圧で転倒を起こすかもしれませんし，そのほかにも血糖降下薬にも同じことがいえそうです．入院中は血圧や血糖を上昇させている要因へしっかり対処し，退院に際して血圧や血糖のコントロールがつかないならしかたないですが，そうでなければ退院時にはもとの処方にするのがよいのかもしれませんね．

研修医：原因を見つけて対処し，許容範囲であれば様子をみるというのが大切なのですね！

　退院するにあたり，一時的に増量した降圧薬のためにふらつきが起こって転倒した旨を診療情報提供書にしたため，かかりつけ医へ送った．

おわりに

　Choosing Wisely（患者にとって臨床上の効果が高く，害の少ない医療を実践する：https://choosingwisely.jp/about/）という活動があります．「余計なことをしない」というのも質の高い医療だといえると思います．

◆ 文献（読ん得度：読んで得するかどうかについてを著者が一定の吟味と偏見で決めた指標）

1）Anderson TS, et al：Clinical Outcomes After Intensifying Antihypertensive Medication Regimens Among Older Adults at Hospital Discharge. JAMA Intern Med, 179：1528-1536, 2019（PMID：31424475）
　↑論文1．イントロダクションも参考になります．読ん得度：★★★★★

2）Anderson TS, et al：Intensification of older adults' outpatient blood pressure treatment at hospital discharge：national retrospective cohort study. BMJ, 362：k3503, 2018（PMID：30209052）
　↑入院中に降圧薬が増やされるということを示したBMJの論文．心疾患で入院したわけではないのに，7人に1人が降圧薬を増やされるということでした．読ん得度：★★★★☆

3）Anderson TS, et al：Intensification of Diabetes Medications at Hospital Discharge and Clinical Outcomes in Older Adults in the Veterans Administration Health System. JAMA Netw Open, 4：e2128998, 2021（PMID：34673963）
　↑論文2．本論文ではSGLT2阻害薬やGLP-1作動薬が含まれていなかったというのがポイントです（SGLT2阻害薬やGLP-1作動薬では生命予後含めいろいろな臓器機能が改善する可能性があるため）．読ん得度：★★★★★

4）Yasunaga H：Introduction to Applied Statistics — Chapter 1 Propensity Score Analysis. Annals of Clinical Epidemiology, 2：33-37, 2020
　↑コラムの論文．プロペンシティスコアについて概要を学びたい際は，本論文を参照するとよいと思います（康永先生の日本語で書かれた書籍もあるので，こちらもおすすめです）．読ん得度：★★★☆☆

◆ 参考文献
「できる！傾向スコア分析」（康永秀生，他），金原出版，2018

紹介した論文のまとめ

	① Anderson TS, et al：Clinical Outcomes After Intensifying Anti-hypertensive Medication Regimens Among Older Adults at Hospital Discharge. JAMA Intern Med, 179：1528-1536, 2019（PMID：31424475）	② Anderson TS, et al：Intensification of Diabetes Medications at Hospital Discharge and Clinical Outcomes in Older Adults in the Veterans Administration Health System. JAMA Netw Open, 4：e2128998, 2021（PMID：34673963）
クリニカルクエスチョンとその回答	**重要度：★★★★★** ・退院時点で降圧治療を強化していることは，退院後の臨床アウトカムを改善させるのか？ 　→ No. 再入院率が上昇し，有害事象も増えた．1年後の血圧の低下にも結びつかなかった．	**重要度：★★★★★** ・退院時点で血糖降下療法を強化していることは，退院後の臨床アウトカムを改善させるのか？ 　→ No. 退院後の重症低血糖を増加させ，HbA1cの低下にも結びつかなかった．

研究デザインと方法	研究の方法論と対象	**方法論** ・後方視的コホート研究. **対象** ・米国の退役軍人病院の65歳以上の入院患者. ・2011年1月1日〜2013年12月31日までの入院が対象. ・心疾患以外のコモンディジーズ（肺炎，尿路感染症，深部静脈血栓症）で入院した場合を組み入れた. **主な除外基準** ・心房細動，急性冠症候群，急性の脳血管疾患を合併した場合. ・退役軍人病院以外で薬を処方されている患者（ほかの医療機関で20％以上の薬が処方されていた場合）. ・Skilled nursing facilitiesの入所者. ・指標となる入院の30日以内に入院していた患者.	**方法論** ・後方視的コホート研究. **対象** ・米国の退役軍人病院の65歳以上の入院患者. ・2011年1月1日〜2016年9月28日までの入院が対象. ・コモンディジーズで入院した場合を組み入れた. ・入院前に血糖降下薬を使用していた場合と入院1年前のHbA1cが6.5％を超えていた場合を糖尿病と定義した. **主な除外基準** ・糖尿病ケトアシドーシスや高浸透圧性非ケトン性昏睡を合併した場合. ・退役軍人病院以外で薬を処方されている患者（ほかの医療機関で20％以上の薬が処方されていた場合）. ・Skilled nursing facilitiesの入所者. ・指標となる入院の30日以内に入院していた患者. ・ホスピスに入所した患者. ・入院前にインスリンを使用していた患者.
	介入（曝露）と対照，アウトカム	**介入（曝露）と対照** ・退院時点で，新規の降圧薬の開始あるいは既存の降圧薬の増量あり（介入：降圧治療強化群）vs 降圧薬を追加しない，あるいは既存の降圧薬の増量なし（対照）. 　（増量：20％以上の増量を有意とした） ・プロペンシティスコアによるマッチングを行った. **アウトカム** ・主要アウトカム：30日以内の再入院，30日以内の重篤な有害事象[※1]の複合アウトカム，1年以内の心血管イベント[※2]の複合アウトカム. ・副次アウトカム：1年以内の血圧の変化，有害事象の各項目，1年以内の総死亡，30日以内の心血管イベントあるいは総死亡. ※1 重篤な有害事象：救急外来の受診，転倒に伴う外傷，低血圧，失神，電解質異常，急性腎障害 ※2 心血管イベント：急性心筋梗塞，不安定狭心症，脳梗塞，心不全，高血圧による救急外来の受診および入院	**介入（曝露）と対照** ・退院時点で，新規の血糖降下薬の開始あるいは既存の血糖降下薬の増量あり（介入：血糖降下療法強化群）vs 血糖降下薬を追加しない，あるいは既存の血糖降下薬の増量なし（対照）. 　（増量：20％以上の増量を有意とした） ・プロペンシティスコアによるマッチングを行った. **アウトカム** ・主要アウトカム：30日，1年時点での重症高血糖および重症低血糖による救急外来受診，経過観察室への入室，入院の複合アウトカム. ・副次アウトカム：30日および1年時点でのあらゆる理由での再入院および総死亡，1年時点でのHbA1c，1年時点で退院時の血糖降下療法を継続している.
結果と結論		**参加者** 14,915名（平均年齢77±7歳，男性が97.7％）が対象となり，うち2,074名（14％）が降圧治療を強化されていた．その後プロペンシティスコアでマッチングされた4,056名が解析の対象となった. **代表的な結果** ・主要アウトカム：降圧治療強化群で再入院リスクが高かった〔21.4％ vs 17.7％，ハザード比（HR）1.23，95％ CI 1.07-1.42，NNH 27，95％ CI 16-76〕．有害事象に伴う30日以内の救急外来受診・入院も多かった〔4.5％ vs 3.1％，HR 1.41，95％ CI 1.06-1.88，NNH 63，95％ CI 34-370〕．1年以内の心血管イベントには差がなかった（13.8％ vs 11.9％，HR 1.18，95％ CI 0.99-1.40）. ・副次アウトカム：降圧治療強化群で30日以内の心血管イベントが多かった（3.6％ vs 2.2％，HR 1.65，95％ CI 1.13-2.40）．30日以内の死亡や1年以内の副次アウトカムには有意差なし. **結論** ・高齢入院患者の降圧治療を強化すると，心血管イベントや血圧コントロールが改善しないばかりか，再入院率や30日以内の有害事象が増える. 　NNH：number needed to harm（何名に介入を行うと，1件の有害事象が出るか）	**参加者** 28,198名（平均年齢は73.7±7.7歳，男性が98.3％）が対象となり，うち2,768名が血糖降下療法を強化されていた．その後プロペンシティスコアでマッチングされた5,296名が解析の対象となった. **代表的な結果** ・主要アウトカム：頻度は低かったものの，血糖降下療法強化群で重症低血糖になるリスクが高かった〔1.0％ vs 0.5％，ハザード比（HR）2.17，95％ CI 1.10-4.28〕．重症高血糖には有意差なし（0.3％ vs 0.3％，HR 1.00，95％ CI 0.33-3.08）. ・1年時点での重症低血糖および重症高血糖には有意差なし. ・副次アウトカム：血糖降下療法強化群で30日以内の死亡は有意に少なかったが〔1.3％ vs 2.4％，HR 0.55，95％ CI 0.33-0.92〕，1年時点での死亡には有意差なし．再入院については30日および1年時点で有意差なし．HbA1cの低下率にも優位な差はなかった. **結論** ・高齢入院患者の血糖降下療法を強化しても，30日および1年時点での臨床アウトカムに大きな差はない.

実臨床への応用	**臨床応用のしやすさ：★★★☆☆** ・退役軍人病院であり男性がほとんど．そのため女性でも適応できるかどうかは不明である． ・退役軍人病院の保険制度は日本の保険制度と似ているため，適応しやすいかもしれない． ・尿路感染や肺炎，深部静脈血栓症で7日程度の入院期間であり入院期間は日本とあまり変わらなさそうである． **今日からできること** ・男性の入院中の降圧治療の強化は，高血圧緊急症をきたすほどでなければ見送ってもよく，血圧を上げている要因を探して，それを解除するほうがよいかもしれない． ・やむなく降圧治療を強化する場合は，退院時の処方では入院前の処方に戻すのがよいかもしれない．	**臨床応用のしやすさ：★★★☆☆** ・退役軍人病院であり男性がほとんど．そのため女性でも適応できるかどうかは不明である． ・退役軍人病院の保険制度は日本の保険制度と似ているため，適応しやすいかもしれない． ・入院期間は6〜7日で，この期間では血糖降下療法の調整は難しい可能性がある． ・ただし，SGLT-2阻害薬やGLP-1作動薬の使用がなかったため，これらが処方されてからのアウトカムは変わってくる可能性は十分ある． **今日からできること** ・1週間程度の入院では，極端な高血糖でなければ，血糖降下療法の導入や薬剤の増量，インスリンの導入は積極に行わなくてよい． ・やむなく血糖降下療法を強化する場合は，退院時の処方では入院前の処方に戻すのがよいのかもしれない． ・ただし，SGLT2阻害薬とGLP-1作動薬については予後を変える可能性があり，適応の要否については別に考えておく必要がある．

鈴木智晴
Tomoharu Suzuki

浦添総合病院 病院総合内科
質の高い病棟診療ワーキンググループ（日本病院総合診療医学会）
国際標準を知ったうえで治療を個別化し，多疾患併存の患者を上手に診ることができるのが病院総合診療医（ホスピタリスト）の専門性のひとつだと思います．本連載で「質の高い病棟診療」に興味を持っていただければ，これほど嬉しいことはありません．質の高い病棟診療ワーキンググループ公式note「ホスピタリストって知ってます？」もよろしくお願いします．（二次元コード：https://note.com/hospitalistwg/）

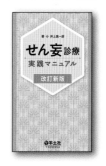

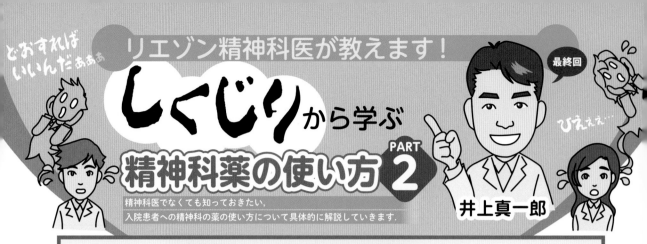

リエゾン精神科医が教えます！

最終回

どおすれば いいんだぁぁぁ

しくじりから学ぶ

精神科薬の使い方 PART 2

精神科医でなくても知っておきたい，
入院患者への精神科の薬の使い方について具体的に解説していきます．

ぴえぇぇ…

井上真一郎

Case6　周産期における精神科薬

もしも妊婦の患者さんに，不眠や気分の落ち込みをみとめたら？

井上　2部構成ですすめてきたこの連載も，今回がいよいよラストです．ふり返ってみて，いかがでしたでしょうか？

研修医　この連載がはじまるまで，実は精神科の薬に苦手意識をもっていたんです…．でも，症例をベースに一つひとつ噛み砕いて説明していただき，とても勉強になりました．

井上　それはよかったです．しくじったケースを中心に解説してきましたが，まさに「失敗は成功のもと」ですよね．

研修医　しくじりから学ぶことって，とても多かったように思います．同じ過ちをしないよう肝に銘じながら，今後に活かしていきます！

井上　いい心がけですね．さて，最終回のテーマは，「周産期」になります．

研修医　産婦人科の先生向けの内容でしょうか？

井上　いえいえ．妊婦さんを診るのは，必ずしも産婦人科の先生とは限りませんよ．例えば，内科に通院中の女性患者さんが，経過中に妊娠することはありうるので，やはり「妊娠と薬」についてはすべての医師が注意を払うべきといえるでしょう．

研修医　確かにそうですね．ラストも頑張ります！

CASE　28歳の女性．内分泌疾患にて近医通院中．主治医から，原疾患の治療薬とともに，不眠に対してブロチゾラム（レンドルミン®）が処方されていた．定期受診の際，患者の妊娠が判明したため，主治医は胎児への影響を懸念して直ちにブロチゾラムを中止．その2日後に臨時で来院され，顕著な不眠や不安を訴えた．気分の落ち込みもみとめたため，「私では手に負えないので，専門家を紹介します」と精神科受診をすすめたが，患者は受診に抵抗があると話した．そこで，不安や気分の落ち込みをターゲットとしてパロキセチン（パキシル®）を処方したものの，症状の改善はみられなかった．その後，夫とともに来院．その際，夫は「今飲んでいるパキシル®って，赤ちゃんに影響はないんでしょうか？」と尋ねてきた．

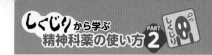

研修医　このケースのように，私も外来で診ていた女性患者さんが妊娠し，「眠れない」と言われてとても困った記憶があります．睡眠薬を出していいのかわからず，添付文書を見てみると投与しないほうがよいと書かれていて…．

井上　確かに，例えばレンドルミン®の添付文書には「妊婦または妊娠している可能性のある婦人には，投与しないことが望ましい」とあります．これを見る限り，処方してはいけないように思いますよね．

研修医　実際にはどうなのでしょうか？

井上　私は妊婦さんに精神科薬を処方する場合，**添付文書を確認するだけでなく，ガイドラインや書籍，文献なども大いに参考にしています**．

研修医　なるほど．何を参考にしているか，具体的に教えてください．

井上　以下にあげておきますね．ガイドラインは，いずれも Web で閲覧可能です．書籍のほうも，これまでの研究結果などがまとまっているので，とても役に立つと思います．

研修医　妊婦さんに精神科薬を処方することもあるので，これらのガイドラインや書籍を手元に置いておきます！

〈ガイドライン〉
・日本産科婦人科学会，日本産婦人科医会：産婦人科診療ガイドライン 産科編 2020，2020
　https://www.jsog.or.jp/activity/pdf/gl_sanka_2020.pdf
・日本周産期メンタルヘルス学会：周産期メンタルヘルス コンセンサスガイド 2017，2017
　http://pmhguideline.com/consensus_guide/consensus_guide2017.html
・日本精神神経学会，日本産科婦人科学会：精神疾患を合併した，或いは合併の可能性のある妊産婦の診療ガイド，2021
　https://www.jspn.or.jp/modules/advocacy/index.php?content_id=87

〈書籍〉
・『薬物治療コンサルテーション 妊娠と授乳 改訂 3 版』（伊藤真也，村島温子 / 編），南山堂，2020
・『向精神薬と妊娠・授乳 改訂 2 版』（伊藤真也，他 / 編），南山堂，2017

しくじりポイント①：ブロチゾラムの中止

井上　では，症例に戻りましょう．しくじりポイントを 3 つ，探してみてください．

研修医　3 つもあるんですね．まずは，ブロチゾラムを中止したことでしょうか？

井上　その通りです．なぜダメだったのでしょうか？

研修医　ブロチゾラムを中止したことが，不眠や不安の原因になったのだと思います．前（2021 年 10 月号）に先生から教わりましたが，**長期内服中のベンゾジアゼピン受容体作動薬を急に中止したことで，離脱症状をきたした**のかなと．

井上　まさにそうですね．ただし，主治医の先生は，妊婦さんにブロチゾラムの処方を続けてはいけないと考えたのですよね．この点はどうでしょうか？

研修医　うーん，そう言われると…．

井上　さっきも触れましたが，レンドルミン®の添付文書には，妊婦への投与を避けた方がよいと書かれています．その理由について，添付文書には詳しく書かれていませんが，かつて「妊婦がベンゾジアゼピン受容体作動薬を内服すると，先天異常や口唇口蓋裂のリスクが高くなる」という報告があったからです．ただし，近年のメタアナリシスによると，実はこれらの発生リスクは否定されています[1]．

研修医　なるほど．新しい知見が出る可能性があるからこそ，添付文書に基づく判断だけでは不十分なのですね．

井上　それだけではありません．添付文書の有効性や安全性は，本来治験の結果に基づいて作成されていますが，倫理的に妊婦さんを治験の対象にはできません．そのため，動物実験の結果や，治験中に偶発的に妊娠した少数の患者さんの報告が記載されていることも多く，添付文書には限界があるといえるのです．

研修医　なるほど．そのあたりは，考えてもみませんでした．ということは，ブロチゾラムはあえて中止しなくてもよかったのでしょうか？

井上　もちろん飲まないに越したことはなく，海外では流産や帝王切開のリスクが上がるという報告もあるほか，出産直前の内服による新生児不適応症候群，いわゆる新生児における薬物の離脱症状にも注意する必要があります．ただし，内服を中止することによって患者さん自身が離脱症状をきたす可能性があったり，精神症状の再燃・悪化が懸念されたりする場合は，内服を続けた方がよいという判断になるかもしれません．その場合，患者さんに内服継続のメリットとデメリットを十分説明し，同意を得たうえで投与を続けるか，中止を強く希望される場合には内服期間や内服量を考慮のうえ，離脱症状や精神症状に注意しながらゆっくり減量するのがよいでしょう．

研修医　基本的に，医師の一方的な判断で決めるのではなく，患者さんの自己決定権を尊重することが大切なんですね．

井上　その通りです．ただし，例えば薬の中止によって精神症状が不安定となり，出産までの過程に大きな支障が起こりうると考えられる場合，医師としては内服継続が望ましいという見解であることを明確に伝えるのがよいでしょう．以下に患者さんへの説明の例を示しておきますね．

レンドルミン®内服中の妊婦への説明の一例

○○さんは，現在妊娠6週目ですね．妊娠4週目から7週目は「器官形成期」と呼ばれており，重要な臓器がつくられる時期であるため，薬の影響について十分な注意を払う必要があります．かつて，レンドルミン®のような睡眠薬は奇形につながる可能性があるとされ，添付文書にもそのように書かれています．ただし，最近行われた質の高い研究では，奇形との関連はきわめて低いという結果が得られていますので，内服を続けてもひどく心配することはありません．ただし，決して可能性が高くはありませんが，流産や帝王切開などのリスクが上がるという海外の報告もあるため，続けるかどうかはよく考えて結論を出すのがよいと思います．メリットとデメリットを天秤にかけて考える必要があり，レンドルミン®をやめることも1つの選択肢ではあるのですが，そのことで眠れなくなり，体調を崩すことでかえって胎児に影響する可能性も考えられます．○○さんは，どのようにお考えでしょうか？

しくじりポイント②：パロキセチンの投与

井上 では，2つめのしくじりポイントにいきましょう．

研修医 うーん，たぶんパロキセチンの投与だとは思うのですが，何がいけなかったかというと….

井上 これは少し難しいと思います．パキシル®の添付文書を確認してみましょう．

研修医 添付文書には，「妊婦または妊娠している可能性のある女性には，治療上の有益性が危険性を上回ると判断される場合にのみ本剤の投与を開始すること」とあります．

井上 これが，いわゆる「有益性投与」です．

研修医 「ユウエキセイトウヨ」って，何ですか？

井上 あまり聞き慣れないかもしれませんね．「投与しないこと」という記載は『禁忌』，「投与しないことが望ましい」は『準禁忌』に該当します．一方，「治療上の有益性が危険性を上回ると判断される場合にのみ投与すること」は『有益性投与』といって，『禁忌』や『準禁忌』に比べると，比較的安全性は高いということです．

研修医 つまり，パロキセチンの選択はよかったということでしょうか？

井上 いえ，これも添付文書だけで判断するのは禁物です．実は，パロキセチンはSSRI（selective serotonin reuptake inhibitor：選択的セロトニン再取り込み阻害薬）のなかでも，心奇形のリスクが高いとされています[2]．また，前述の『周産期メンタルヘルス コンセンサスガイド』でも，「パロキセチンについては，ほかの抗うつ薬に比べて先天性心疾患のリスクを増すとの報告が多いことや添付文書に記載されていることから，積極的な使用は控えることを推奨する」とされており，避けたほうがよいでしょう．なお，**妊娠後期では，抗うつ薬全般に新生児不適応症候群や新生児遷延性肺高血圧症のリスクがあること**も，合わせて知っておきましょう．

研修医 あらためて，やはり添付文書だけで判断するのは不十分なことがよくわかりました．

井上 症例をふり返ると，もしブロチゾラムを継続していたら，不眠や不安，抑うつ気分などはみられず，抗うつ薬の投与も不要でしたよね．もっというと，そもそも不眠に対してブロチゾラムを処方していたこと自体が問題だったかもしれません．

研修医 やっぱり，ベンゾジアゼピン受容体作動薬を安易に使うのはいけませんよね．では先生，もし妊婦さんにうつ病をみとめた場合，どのように対応すればよいのでしょうか？

井上 『周産期メンタルヘルス コンセンサスガイド』によると，妊娠中にうつ病を発症した患者さんでは，その重症度に応じて抗うつ薬の使用を検討することが求められています．例えば，中等度以上のうつ症状や，自殺企図を伴う重症例などでは，抗うつ薬の投与が必要です．ただし，そのような場合は，精神科などの専門家に紹介したほうがよいでしょう．

しくじりポイント③：精神科受診のすすめ方

研修医 このケースでは，患者さんが精神科に抵抗感をもっており，残念ながら受診につながりませんでした．

井上 そうですね．ただし，主治医の先生のすすめ方が，3つめのしくじりポイントです．「私では手に負えないので，専門家を紹介します」と言われたことで，もしかすると患者さんは「先生に見放された」と感じてしまったのかもしれません．

研修医　では，どのような言葉で精神科に紹介すればよかったのでしょうか？

井上　例えば，「私のよく知っている精神科の先生がいるので，その専門家の先生と一緒にサポートさせていただきたいのですが，いかがでしょうか？」というのはどうでしょうか？

研修医　それなら，患者さんも安心できそうです！

井上　ただし，そのようにお話ししても，やはり精神科受診に抵抗感を示す患者さんは一定数おられると思います．その場合，まずはその理由を尋ねてみることが大切です．例えばどんな理由があるのか，以下にお示しします．

> **患者さんが精神科を受診したくない理由**
> ① 「まだ精神科を受診するほどではない」（重い患者のみが治療の対象となる）
> ② 「自分の弱みを見せたくない」（弱者のレッテルを貼られる）
> ③ 「話を聴いてもらっても問題が解決するわけではない」（所詮は自分の問題）
> ④ 「薬漬けにされる」（精神科の薬に依存がある）
> ⑤ 「受診したことが周りに知られてしまう」
> ⑥ 「心を見透かされる」

研修医　なるほど．こうして見ると，実にいろいろな理由があるのですね．

井上　これらは，実際に私が経験したものばかりです．いずれも誤解ですので，それを解くことが次のプロセスとなります．

研修医　もし誤解がなくなれば，精神科受診のハードルはグッと下がりますよね．

井上　その通りです．どのように誤解を解けばよいのか，簡単に解説しておきましょう．「① まだ精神科を受診するほどではない」と軽く考えている場合は，「早めに手当をすることで，症状が悪くならずにすむ」ことを伝えるのがよいでしょう．「② 弱者のレッテルを貼られる」という考え方は，中高年の人に多いようです．「決して心の強い・弱いではなく，あくまでも脳内のホルモンバランスが一時的に崩れることで起こっている症状である」などとややロジカルに説明し，「むしろふだん明るく元気な人ほどうつ病になりやすい」とお伝えするのも有効です．

研修医　なるほど．とても参考になります．「③ 話を聴いてもらったところで，問題が解決するわけではない」と考えている人も多そうですね．

井上　私はそのような場合，「確かに，そうかもしれません」といったん譲歩し，「ただ，誰かに聴いてもらっているうちに気持ちが楽になったり，考えが整理できたりすることもありますよね」などと，説得口調ではなく，あえてつぶやくように言うことがあります．

研修医　それ，使えそうです！あと，「④ 薬漬け」ですが，私もかつてそう思っていました（苦笑）．

井上　この連載でも，これまで睡眠薬のポリファーマシーや処方カスケードをとり上げてきました．睡眠薬のうち，ベンゾジアゼピン受容体作動薬は依存性が強いので，残念ながら実際に「薬漬け」になってしまった患者さんもいますよね．そこで，「最近は依存性の少ない睡眠薬が出てきましたし，今のうちなら飲む薬も最小量ですむと思います」などと伝えるのがよいかもしれません．

研修医　「⑤ 受診したことが知られてしまう」というのはどうでしょうか？

井上　個人情報に対する不安だけでなく，「精神科に通院している姿をほかの人に見られる」ことを気にする人もいるようです．そのような場合は，ビルの中に入っているクリニックや，あえて住

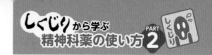

んでいるところから離れた地域のクリニックを探してあげるのがよいでしょう.

研修医　確かに，市街地には精神科だけでなく，泌尿器科や産婦人科などが入ったビルがありますよね.そのほか，「⑥ 心を見透かされるのでは？」と思っている人もいますが，実際のところ，先生はどうなんですか？ 一度会っただけで，その人の心が読めるとか？？

井上　まさか（苦笑）.もしそんな能力をもっていたら，私は精神科医をやっていません.占い師にでもなって，安い壺を高値で売っていると思います.

研修医　確かに….

添付文書における，精神科薬の位置づけ（『禁忌』『準禁忌』『有益性投与』）

井上　最後に，妊婦さんへの投与が禁忌あるいは注意が必要な精神科薬について，**表2**にまとめておきます.

研修医　これを見ると，ブロチゾラムは「投与しないことが望ましい」となっていますが，同じ睡眠薬でも，ゾルピデム（マイスリー®）やゾピクロン（アモバン®），エスゾピクロン（ルネスタ®），そしてオレキシン受容体拮抗薬のスボレキサント（ベルソムラ®）やレンボレキサント（デエビゴ®）などは，有益性投与になっているのですね.

井上　その通りです.したがって，この症例では，ブロチゾラムを例えばレンボレキサントに変えるのがよかったのかもしれませんね.
もう一点，追加のコメントです.これはしくじりということではありませんが，**生殖可能な年齢の女性患者さんでは，妊娠する可能性を念頭に入れた薬剤選択を行う必要があります**.妊娠が判明した時点で，もし催奇形性の高い薬を処方していたり，多剤大量の精神科薬を投与していたりすると，そこからの調整はかなり難しくなります.

研修医　なるほど.それは精神科医でなくても重要な視点ですね.とても勉強になりました.先生，私から1つご報告があります.

井上　なんでしょうか？

研修医　前にもお伝えしたように，この連載を通して，精神科にとても興味が湧いてきました.精神科薬が誤って使われることで患者さんがつらい思いをしていたり，病棟スタッフが精神科薬を飲んでいる患者さんの対応に困ったりしている現状がよく見えてきて….そのような患者さんが適切な治療を受けることができるために，患者さんや病棟スタッフをしっかりサポートする精神科医になりたいと思いました.

井上　素晴らしい！ それこそ，「リエゾン精神医学」という領域です！！

研修医　あと，リレー形式のコラムも，毎回とても楽しみでした.全国に，高い志をもって頑張っているリエゾン精神科医の先生方がたくさんおられることを知り，少しでもそのような先生方に近づきたいと感じました.

井上　コラムを書かれた先生方も，とても喜んでいることと思います.これからも，ぜひ一緒に頑張っていきましょう.

研修医　よろしくお願いします！

表2 ● 妊娠中の投与が禁忌あるいは注意が必要な精神科薬

薬剤の種類	一般名	商品名	添付文書
抗精神病薬	クロルプロマジン	コントミン®・ウインタミン®	▲
	レボメプロマジン	ヒルナミン®	▲
	ハロペリドール	セレネース®	禁忌
	リスペリドン	リスパダール®	◇
	ペロスピロン	ルーラン®	◇
	オランザピン	ジプレキサ®	◇
	クエチアピン	セロクエル®	◇
抗うつ薬	パロキセチン	パキシル®	◇
	フルボキサミン	ルボックス®・デプロメール®	▲
	セルトラリン	ジェイゾロフト®	◇
	エスシタロプラム	レクサプロ®	◇
	ミルナシプラン	トレドミン®	◇
	デュロキセチン	サインバルタ®	◇
	ベンラファキシン	イフェクサー®SR	◇
	ミルタザピン	リフレックス®・レメロン®	◇
	トラゾドン	レスリン®・デジレル®	◇
睡眠薬	ブロチゾラム	レンドルミン®	▲
	ゾルピデム	マイスリー®	◇
	ゾピクロン	アモバン®	◇
	エスゾピクロン	ルネスタ®	◇
	ラメルテオン	ロゼレム®	◇
	スボレキサント	ベルソムラ®	◇
	レンボレキサント	デエビゴ®	◇
抗不安薬	エチゾラム	デパス®	◇
	アルプラゾラム	ソラナックス®・コンスタン®	◇
	ジアゼパム	セルシン®	◇

禁忌：投与しないこと（禁忌）
▲：投与しないことが望ましい（準禁忌）
◇：治療上の有益性が危険性を上回ると判断される場合にのみ投与すること（有益性投与）
（注：2022年12月現在）

井上　さいごに，私からもご報告です．この連載はおかげさまで好評をいただいており，すべてまとめたものを今年中に書籍として出版することになりました．

研修医　そうなんですね．おめでとうございます！

井上　ただし，連載した内容だけでなく，新たな書き下ろしを加え，さらには代表的な精神疾患・症状に対する精神科薬の処方例集を掲載する予定です．

研修医　具体的な処方例があると，とても助かります！復習になるだけでなく，新たな学びもありそうなので，必ず購入したいと思います．

井上　ありがとうございます．では，読者のみなさま，また書籍のほうでお会いしましょう！

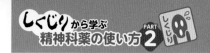

■ 引用文献

1）Enato E, et al：The fetal safety of benzodiazepines：an updated meta-analysis. J Obstet Gynaecol Can, 33：46-48, 2011（PMID：21272436）

2）Bérard A, et al：The risk of major cardiac malformations associated with paroxetine use during the first trimester of pregnancy：a systematic review and meta-analysis. Br J Clin Pharmacol, 81：589-604, 2016（PMID：26613360）

Column

「橋渡し」というたしなみ

私がコンサルテーション・リエゾン精神医学に接したのは，主に大学病院での臨床でした．そのなかで印象的だったのは，「せん妄」としてコンサルト→神経診察から非けいれん性てんかん重積（non-convulsive status epilepticus：NCSE）にたどり着いた方や，「幻覚妄想状態」としてコンサルト→経過とデータをよくよくみると敗血症だった方などです．

コンサルテーションの症例ばかりあげてしまいましたが，リエゾンの真髄はなんですか？ と訊かれると，私は「橋渡しすること」「つなぐこと」を思い浮かべます．総合的・全人的な医療の精神科側の窓口として，また，ときには病院の潤滑油として職種問わずつないでいくこと，それがコンサルテーション・リエゾン精神医学の日々の実践ではないでしょうか．その際にかかわる症例は，確実に「マルチモビディティ」[1] の状態であり，精神医学だけではない知識と経験が求められます．さまざまな科で初期研修を頑張っていて本稿をここまで読んでくれているあなた！ であれば，総合病院で働く精神科医という道も選択肢に入れて損はないのではないでしょうか．

また，私の現職である厚生労働省の医系技官はまさに臨床現場と行政を橋渡しする役割を担っています．少しでも気になったら，まずは「医系技官」で検索いただければと思います[2]．

〈文　献〉
1）「レジデントノート増刊 Vol.22 No.17 複雑度別の症例で学ぶマルチモビディティ診療の考え方と動き方」（佐藤健太/編），羊土社，2021
2）厚生労働省：医系技官採用情報
https://www.mhlw.go.jp/kouseiroudoushou/saiyou/ikei/index.html（2022年10月閲覧）

〔田中裕記（厚生労働省 精神・障害保健課）〕

＊このショートコラムでは，リエゾン精神科医の魅力について，日本総合病院精神医学会・若手委員会のメンバーが，リレー方式でバトンをつないで執筆していきます．

井上真一郎（Shinichiro Inoue）
岡山大学病院 精神科神経科
私の専門領域は，リエゾン精神医学，サイコオンコロジー（精神腫瘍学），および産業精神医学です．「せん妄」に軸足を置いて活動しており，現在日本総合病院精神医学会で若手委員会の委員長を務めています．本連載の書籍でまたお会いしましょう．

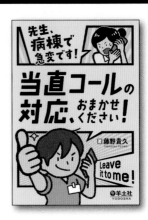

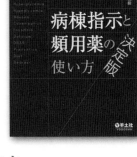
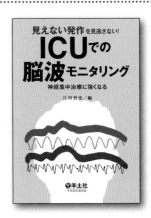

こんなにも面白い
医学の世界
からだのトリビア教えます

へぇ
そうなんだー

中尾篤典
（岡山大学医学部 救命救急・災害医学）

第102回 Happy じゃない Birthday

　自分の誕生日に亡くなる人が多い，という都市伝説は古くからまことしやかに言われています．実際に日本の人口動態調査のデータを分析した研究によると，誕生日以外の死者数の平均が約5,700人であるのに対し，誕生日に死亡した人の数は有意に多く約8,000人であり，その影響が顕著にみられる死因は自殺だったそうです．誕生日に自殺で亡くなる人は誕生日以外の1.5倍に及び，自分の誕生日を幸せに祝えない状況を悲観して自殺してしまうのではないか，と推測されています[1]．興味深いことに60歳の誕生日に自殺する人が最も多く，60歳といえば「生まれ直して赤ん坊に戻る」という意味をもつ「還暦」で，赤いちゃんちゃんこで祝ってもらう人生の区切りの日です．そんな日に自殺する人が多いというのは，何とも皮肉なものです．最近の人間関係の希薄化，社会環境が影響しているのかもしれません．なお，誕生日には，はしゃぎすぎたり，興奮しすぎたりするためか事故による死亡も20〜40％多いと報告されていますが，自殺が事故として扱われている場合もあると思われます．

　同様の研究は欧米でもなされており，スイスの1969年から2008年までの全死亡を調査した結果では，誕生日に亡くなる人は平均で13.8％も高いことがわかりました．心血管系の疾患や脳卒中が原因である場合は女性に多く，自殺や事故も多くみられたようで「誕生日ブルー」（birthday blues）と呼ばれる現象です[2]．カナダのオンタリオで血管系のイベントで救命センターに入院した24,315人を調べたところ，脳卒中や心筋梗塞は有意に誕生日に多いことがわかりました．その傾向は高血圧患者や高齢者でより顕著であり，誕生日にはストレスが余計にかかり，それが悪影響を及ぼしている，と考察されています[3]．なお，日本の還暦にあたる60歳という区切りの影響は欧米の論文からは明らかではありません．

　一方で，癌患者などは誕生日に死亡する人の数は少なくなるといわれており，誕生日など自分にとって意味のある記念日を迎えるまでは生き続けようとする「延期（あとまわし）」仮説もいわれています．われわれにとっては自殺者を減らすことが最も大切です．アメリカのある地域では飲酒が可能となる21歳の誕生日にアルコールに気をつけるように警告するメールが届くそうですが[4]，このように自殺のリスクのある人には誕生日前に自殺を予防するようなメールを送るシステムがあってもいいのかもしれませんね．

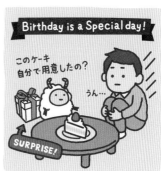

引用文献

1) Matsubayashi T, et al：Higher Risk of Suicide on Milestone Birthdays: Evidence from Japan. Sci Rep, 9：16642, 2019（PMID：31719652）
2) Barraclough BM & Shepherd DM：Birthday blues: the association of birthday with self-inflicted death in the elderly. Acta Psychiatr Scand, 54：146-149, 1976（PMID：961460）
3) Saposnik G, et al：Does a birthday predispose to vascular events? Neurology, 67：300-304, 2006（PMID：16728650）
4) Bernstein MH, et al：A text message intervention to reduce 21st birthday alcohol consumption: Evaluation of a two-group randomized controlled trial. Psychol Addict Behav, 32：149-161, 2018（PMID：29369673）

その モヤモヤ ちょっと考えてみませんか?

臨床倫理 はじめて講座

最終回

柏木秀行
飯塚病院 連携医療・緩和ケア科

臨床での気づきは改善の第一歩.
研修中に直面する倫理的問題(モヤモヤ)への向き合いかたを一緒に考えてみましょう.

第8回 研修医だからこそできる, 倫理的問題に対する対応

はじめに

　　研修医の皆さんが遭遇する臨床現場の倫理的問題について,さまざまな観点から考えてきたこのシリーズも今回で最終回となります.いかがでしたか? モヤモヤ研修医,イケイケ研修医達の成長はもちろん,2人を見守るリンリー先生の優しさも感じていただけたと思います.最終回は,筆者自身が倫理的な問題について若手医師に期待することをお話ししていきたいと思います.あまりエビデンスに基づく話ではないですが,皆さんへの激励も込めたメッセージと受けとってください.

ある日の医局

モヤモヤ研修医:「どうすればいいんだろう.モヤモヤするなあ」

イケイケ研修医:「この前の倫理カンファでも研修医とは思えないファシリテートをして,大活躍だったモヤモヤ先生が何を悩んでいるの?」

モヤモヤ研修医:「からかわないでよ(笑).いやー,考えれば考えるほど難しいなと思ってさ.この1年,倫理的な問題を考える機会は多くて,随分慣れてきたように思ってたんだけど,そうはいってもうちらって,まだまだ臨床経験が少ないわけだよね.そんな僕が倫理のことを考えるなんておこがましい気もするんだよね」

イケイケ研修医:「あー,それは僕も感じてた.医学的なことって指導医の言う通りにしかできてないくせに,患者さんの最善について自分の意見を述べるなんて,どうなの? って思うよね」

モヤモヤ研修医:「よかったー.自分だけじゃなかったんだ.また今度のカンファでリンリー先生に聞いてみよう」

臨床倫理に経験は必要？

「まだ研修医の自分が，倫理みたいな患者さんに重要なことに意見を言っていいのだろうか」こんなふうに感じることはありませんか？筆者はこういった経験をもつ若手医師と接する機会が少なくありません．もう少し詳しくいうと，自信がないとはっきり言われるというより，「経験がなくてわからないから指導医に決めてほしい」という相談が多いといったイメージです．では，個別の患者さんの倫理的問題を考えるにあたり，経験はどの程度重要なのでしょうか？

これにはさまざまな意見があると思うのですが，**「経験が浅いからこそ感じるモヤモヤも非常に大切なので，堂々と自分の感じていることを伝えてみましょう」**というのが筆者の意見です．最大の理由は，経験を積んだからって個別の患者さんの最善が，自然とわかるようになるなんてことはありえないからです．それはそうですよね．患者さんの意向は患者さんごとに個別にあり，それは対話をしながら探っていく必要がありますよね．医師としての経験が長いと，そういった対話のスキルは磨かれますし，「もしかして，こう思ってるのかも」といった推測の精度は高まると思います．ただ，だからといって研修医から相談された個々のケースで，患者さんにとっての最善がパッとわかるなんてことはないのです．むしろ経験があるがゆえに，バイアスがかかってしまう弊害すらあります．同じような臨床状況で多くの患者さんが望むことについてある程度経験があるがゆえに，目の前の患者さんも同じように希望すると知らず知らず思い込んでしまうときが私にもあります．いかがでしょう？経験がある強みもあれば，逆に気をつけないといけないこともあると思いませんか？

こうして考えると，**臨床経験が少ないことはバイアスに囚われずに患者さんの意向に向き合う強み**があるともいえるのかもしれません．ただし，ここで注意も必要です．先ほど述べたような患者さんとの対話は，それなりにプレッシャーもかかりますよね．正解のない問いに「先生，どう思いますか？」なんて聞かれる経験，皆さんもあるかと思います．そんなときに，経験がないゆえに負担に感じ過ぎてしまうなんてことがあるかもしれません．そういった意味では，**経験のなさを生かしつつも，経験豊富な指導医や看護師といった各職種と取り組める**と理想的だと思います．

研修医に求められる役割は？

ここまでで，臨床倫理を考える際には，臨床経験の浅い研修医にもできることがあることをお伝えしてきました．それでは，研修に求められる役割をもう少し具体的に考えていきましょう．指導医として多くの研修医と倫理的問題を議論してきて，私が期待する役割についてまとめてみました（表）．それぞれ見ていきましょう．

表 ● 臨床倫理で初期研修医に求められる役割

- ・回診などで話を聞き，意向について探る機会をつくる
- ・経験が浅いからこそ気付くモヤモヤを共有する
- ・カンファレンスのスケジュールや場の調整を率先して行う
- ・カンファレンスの内容をカルテに記載する
- ・カンファレンスでの決定事項を診療に生かす
- ・臨床倫理に関する学びを研修医間で共有する

■ 回診などで話を聞き，意向について探る機会をつくる

患者さんを直接担当している初期研修医だからこそできることとして，**患者さんの意向について把握する**ことがあげられます．皆さんの指導医の多くは外来や会議などで忙しいですよね？「これからの療養場所について，患者さんはどう思ってるんだろう？」といったことを直接聞いたり，回診のときにぼそっと呟いていたことをカンファレンスのときに共有するなんてことは皆さんだからこそできるのだと思います．

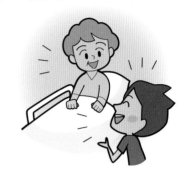

■ 経験が浅いからこそ気づくモヤモヤを共有する

このシリーズを通じて，臨床倫理にはモヤモヤに気づくことが最初の一歩であることをお伝えしてきました．じゃあこのモヤモヤに気づくことができるのは誰でしょう．それは医師としても最も患者さんと接点をもち，経験が少ないからこそ「これでいいのかな」と常に感じている皆さんではないでしょうか．ぜひそのフレッシュな感覚から生まれるモヤモヤを大切にしていただきたいですし，そのことを指導医や周囲のスタッフに共有しましょう．倫理的問題に気づき，検討するための最初の原動力は皆さんなのです．

■ カンファレンスのスケジュールや場の調整を率先して行う

これは倫理に関してだけではないですが，多職種のカンファをしようと思うとそれなりに調整が必要になります．関係者の声かけや，都合のよい日程の調整，場所のセッティングなど積極的に行いましょう．倫理的な問題を関係者で考えるうえで，黒子的ですが大切な役割です．

■ カンファレンスの内容をカルテに記載する

カンファレンスを開催したら，その内容をカルテに記載しましょう．倫理カンファでは議論が多岐にわたるため，最初は記載しにくく感じるかもしれません．**臨床倫理の4分割法の項目ごとに箇条書きで書く**と，慣れてなくても書きやすいと思います．また，認定看護師や社会福祉士といったほかの職種のカルテ記載を参考にするのも勉強になります．

■ カンファレンスでの決定事項を診療に生かす

カンファレンスで次のアクションについて話し合われたら，その決定事項については責任をもって取り組みましょう．例えば，本人と家族に「人生の最終段階における医療とケアについて，これまで話し合ったことがあるかを尋ねてみる」となったら，そのアクションをどのように取り組むかを考えてみましょう．1人で取り組むのが難しいと感じるのであれば，それこそ指導医を頼るときです．

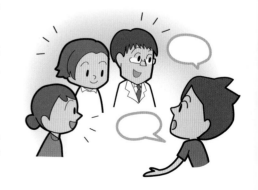

■ 臨床倫理に関する学びを研修医間で共有する

皆さんが難しいと感じたことや学びになったことは，同期をはじめとした多くの研修医も同様に感じることだと思います．ぜひ学んだことを共有してください．こういった分野はさまざまな人の価値観や，意見を聞くことで「なるほど，そういった捉え方もあるのか」という気づきにつながります．ぜひ，モヤモヤ研修医とイケイケ研修医のように，気軽に感じていることを話せる仲間をつくってください．

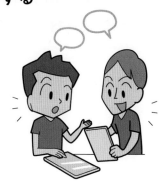

その後

2人は定例のカンファレンスの後にリンリー先生に時間をとってもらい，疑問をぶつけたところ上記のようなアドバイスをしてもらった．「研修医だからできない」ではなく，「研修医だからこそできる，期待されていること」があるのだと感じることができた．

おわりに

今回は医師として経験の浅いからこそ，倫理的な問題にアプローチできるという側面を紹介しました．自分だからこそできることがある！と信じて，頑張ってチャレンジしてくださいね．2人の成長，見守るリンリー先生，そして読んでくださった皆さまとともに歩んだこのシリーズも今回で終了です．もし臨床現場で倫理的な問題に遭遇し，難しさを感じたらちょっとだけ思い出していただけましたら幸いです．

Profile

柏木秀行（Hideyuki Kashiwagi）
飯塚病院 連携医療・緩和ケア科
緩和ケアの教育，部門運営を中心に活動してきました．2022年度は移行期ケアの仕組みづくりが1つのチャレンジです．倫理的問題は避けて通れないこれらの分野に，できるだけ汎用性の高いアプローチをライトに学べるコンテンツを作成中！個人的なキャリア相談もオンラインで受付中です！

イラスト/いまいかよ

森崎貴博（産業医科大学病院放射線治療科）

研修医が知りたい

がん症状緩和 ＋α

〜緩和照射で可能性をひろげる〜

がん患者さんを悩ませるつらい症状を和らげる"＋α"の選択肢として、放射線療法による「緩和照射」を紹介. 日常診療で出合うがん症状の見極め方から緩和照射の適応までわかりやすく解説します.

第4回　もう食べられないのでしょうか？
〜食道狭窄の改善と，リスクのある治療の前に話すこと〜

はじめに

　皆さんは入院患者さんとどんな話をされていますか？病気や治療のことはもちろんですが，私はよく，「帰ったら何をしたいですか？」という話をします．「犬と散歩したい」「家族と過ごしたい」など，色んな想いを聞かせていただきます．なかでもよく聞かれるのは，入院中は決められた病院食を食べている患者さんからの「退院してから好きなものを食べたい」という想いです．今回はどうしても"食べたい"という患者さんの想いに応える方法をご紹介します．しかし，そういった治療はときにリスクを伴うこともあります．そんなとき，「先生を信じるので，任せます」なんて言われることはないでしょうか？これは医師としては信頼されているようで嬉しい一言ですが，一方で本当にそれでいいの？と迷うことはないでしょうか？

　そこで，肺癌のリンパ節転移による食道狭窄の症例を通してがん患者さんの食事摂取困難の対応とリスクがある治療を行う前に話しておくとよいことを解説します.

症例提示

　70歳代女性が体動困難で救急外来に搬送され，脱水と栄養不良のため緊急入院となった．病歴聴取をすると，「自分でもおかしいと思っていたが，入院すると好きなお酒や焼き鳥も食べられなくなるので行きたくなかった」と話された．入院時の全身CTで肺癌と思われる肺腫瘤と縦隔リンパ節腫大を認めた（図1）．また，縦隔リンパ節は食道と気管に浸潤しており，食道内腔が狭窄していた．低栄養状態とるい痩のため，化学療法の導入は困難で，まずは栄養状態の改善を行っていく方針となった．中心静脈カテーテルを留置し，中心静脈栄養を開始した．体力は徐々に戻ってき

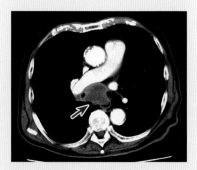

図1 ● 胸部CTの所見
転移リンパ節病変による食道内腔の狭窄を認める（➡）.

たが，「また家に帰って大好きなウィスキーが飲めればそれでいいです」と話され，積極的な治療は希望されなかった．

がんによる通過障害に対する緩和照射

　今回提示したような進行肺癌患者さんの約5％程度が通過障害をきたす[1]とされ，比較的稀な症状ではありますが，ほかのがんでも，縦隔リンパ節転移による食道狭窄は時折経験します．特に進行食道癌では70％以上で食道狭窄をきたすとされ[2]，こうした**腫瘍による食道狭窄は緩和照射の適応の1つです**．ほかの治療法として食道ステントや抗がん剤もありますが，食道ステントは速効性が魅力ですが穿孔などのリスクがあり，侵襲性の低さから緩和的な放射線治療を第一選択として施行することは多いです[3]．

　進行食道癌に対する緩和照射は約80％程度の方で改善できるとされています．通過障害は照射中から改善する場合もありますが，**おおむね照射後2～4週間程度で改善してくる**とされています．侵襲的な加療を必要とする有害事象は3％程度と基本的に安全に施行できるとされています[4]．しかし，今回の症例のように**狭窄をきたしたり，食道壁に浸潤している大きな病変では食道穿孔をきたす確率は10～30％程度と高くなる**可能性が報告されています[5]．放射線治療による食道穿孔は治療困難なことが多いです．縦隔炎などを発症し，残された時間がむしろ短くなり，QOLを下げてしまう可能性があります．一方で，治療をしなければそのリスクは低いかもしれませんが，食事摂取は不能となり，中心静脈栄養で余生を過ごすことになります．

　今回の治療は得られるものも大きいですが，合併症が生じたときに失うものも大きい，比較的リスクのある治療といえると思います．こういった判断を本当に「医師にお任せ」としていいのでしょうか？　患者さんが治療を受けたあとに「こんなはずじゃなかったのに」となる可能性もありそうです．どっちにしてもやらなければ亡くなってしまうのだから，議論の余地はない，という意見もあるかもしれません．しかし，**患者さんを対象とした調査ではQOLは生きるか死ぬかと同じくらい重要**とされています[6]．

リスクの高い治療の前に話しておくべきこと　⚠tips

　こんなモヤモヤする状況でヒントになるtipsをご紹介したいと思います．放射線治療に限らず，リスクのある治療をする前に話しておくべきことが提唱されています（表）[7]．ここではそのうちのいくつかを紹介しようと思います．

　今回の患者さんにおいては，表に提示した①～③について外来でご家族を含めて話し合ったところ，「①お酒と焼き鳥が口にできるようになりたい．②病院で最期を迎えたくない．③1カ月も入院したくない」と話されました．そこで自宅での療養を継続し，大好きなお酒とお寿司をご家族で食べることを目標に設定しました．最大で4週間の緩和照射を行う方針でしたが，目的である食事摂取が達成されれば治療を休止することも検討することとしました．

表●治療前に話しておくべきこと

① 治療後に何を期待するか？
② 治療に際して気掛かりなことは何か？
③ どれくらい頑張れそうか？

文献7より作成．

一方で，過去には「① 自宅で飼い犬と過ごせればよい．② 入院生活になることが嫌だ．③ 点滴を交換に家に来てくれる方がいい」と話されたために，全く治療をせずに在宅医療を選択した方もいましたし，週に1回だけなら通うと言われ，外来で少しだけ治療をした方もいました．また，放射線の当て方や量，回数を工夫することで効果と副作用を調整できます．こういった**患者さんのニーズに合わせて治療のやり方やスケジュールを変更できる**のは私が放射線治療と緩和ケアを両方やりたいと思った理由の1つです．

　前述の話し合いを踏まえて，緩和照射を行うこととした．急激な腫瘍の縮小による穿孔を避けるために1回あたりの線量を減らし，徐々に効果をみながら治療を行う方針とした．治療は1回2Gyを20回照射するため，4週間の予定とした．治療開始後5日目には「唾液が喉を通るようになった」と話され，人手の多い昼食時から食形態を流動食より開始し，治療3週目には普通食が食べられるようになった．食道造影検査（図2）では食道狭窄の改善がみられた．治療を早期終了し，自宅に帰ることも提案したが，「病院食も悪くないな」と話され，予定通り4週間の治療を終えて，帰宅された．後の外来で「食べられるようになったらもっと生きて孫と一緒にいたいと思うようになった」と話された．組織生検の後に化学療法が開始となり，「あのときに諦めなくてよかった」と話され，治療を継続された．

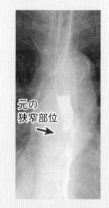

元の
狭窄部位

図2 ● 食道造影検査の所見
食道狭窄が改善していた（➡）．

まとめ
・腫瘍による食道狭窄に対する緩和照射は約80％程度で有効である．
・患者さんにとってQOLは生きるか死ぬかと同じくらい重要なことがある．
・リスクの高い治療の前に患者さんの期待や考えを聞くことは方針の決定に有用
　なことがある．

　この連載でご紹介してきた内容はすべて知っていると大きく患者さんのQOLを改善できるものだったと思います．がん診療は再発などつらい場面も多いですが，患者さんが歩けるようになったり，食べられるようになったりしたときの喜びは非常に大きいです．今回の症例のように抗がん剤治療が難しい状態からでも全身状態が回復して治療につながるケースもあります．**ほかにも，手術も抗がん剤もできないと言われ，打ちひしがれている患者さんに手を差し伸べることができるのは放射線治療の強み**の1つです．

　国民の約半数ががんになる今，純粋に医学的な適応を判断するとそのうち約半数が放射線治療を必要としていると考えられています．この連載が読者の皆さま方の診療に役立ち，ご活用いただければ幸いです．さらには当院に限らず，地元の放射線治療科や緩和ケア科を見学されたり，ローテートしていただけるきっかけになればと思います．

◆ 引用文献

1）Camidge DR：The causes of dysphagia in carcinoma of the lung. J R Soc Med, 94：567-572, 2001（PMID：11691893）

2）Lautner D, et al：Esophageal strictures. A radiologic approach to diagnosis and management. Gastrointest Endosc Clin N Am, 8：283-313, 1998（PMID：9583007）

3）Kawamoto T, et al：Palliative brachytherapy and external beam radiotherapy for dysphagia from esophageal cancer：a nationwide survey in Japan. Jpn J Clin Oncol, 51：950-955, 2021（PMID：33624768）

4）Kawamoto T, et al：Palliative radiotherapy and chemoradiotherapy in stage IVA/B esophageal cancer patients with dysphagia. Int J Clin Oncol, 23：1076-1083, 2018（PMID：30066207）

5）Hu B, et al：Risk Factors Associated with Esophageal Fistula after Radiotherapy for Esophageal Squamous Cell Carcinoma. J Cancer, 11：3693-3700, 2020（PMID：32284766）

6）Fried TR, et al：Understanding the treatment preferences of seriously ill patients. N Engl J Med, 346：1061-1066, 2002（PMID：11932474）

7）Cooper Z, et al：Conversations about treatment preferences before high-risk surgery：a pilot study in the preoperative testing center. J Palliat Med, 17：701-707, 2014（PMID：24832687）

◆ 参考文献・もっと学びたい人のために

1）「レジデントノート増刊 Vol.22 No.11 がん患者の診かた・接し方　病棟・外来の最前線でできること」（山内照夫/編），羊土社，2020
↑本連載でご紹介した以外にもがん治療に関連した副作用も含め，つらい症状に対する対応方法の基本を一冊で効率よく学べます.

2）「やさしくわかる放射線治療学」（日本放射線腫瘍学会/監），学研メディカル秀潤社，2018
↑放射線治療の基本や適応疾患，副作用とその対策などがわかりやすくまとまった一冊です.

Profile

森崎貴博（Takahiro Morisaki）
産業医科大学病院 放射線治療科 助教
放射線治療の研修に加えて，飯塚病院で緩和ケアの研修をして参りました. ときに劇的に症状を改善し，患者さんの生活を守ることができる放射線治療を武器に「がんになっても自分らしく過ごす」ことのお手伝いをしています. 当科ではがん治療だけでなく，緩和ケアも学べます. 一緒にやりたいという仲間を募集しています.

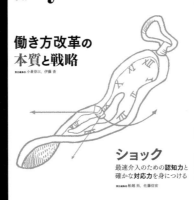

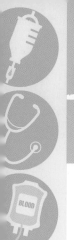

ステップ ビヨンド レジデント

Step Beyond Resident

第230回

研修医は読まないで下さい!?

研修医はこの稿を読んではいけません.
ここは研修医を脱皮？した医師が, 研修医を指導するときの参考のため
に読むコーナーです. 研修医が読んじゃうと上級医が困るでしょ！

右下腹部痛の Myth Part1
～右下腹部痛は虫垂炎だけじゃない～

福井大学医学部附属病院総合診療部　林　寛之

「虫垂炎じゃないから大丈夫」はキケン！

　『たかがアッペ，されどアッペ』…なれど，虫垂炎だ
け探していたんじゃ，ヤブ化まっしぐらになってしま
う.「アッペじゃないから大丈夫ですよ」なんて言って
診断つけずに帰宅させて，患者は煙に巻かれた感じで
「じゃ，この痛みは何？」と納得しないままなんて，全
然イケてない.『バチェロレッテ・ジャパン』シーズン
1で最後に結局誰も選ばないで終わるくらい納得がい
かない. あのトキメキはどこへ行った,「僕のトキメキ
を返せ, バカヤロー」と叫びたくなるくらい納得がい

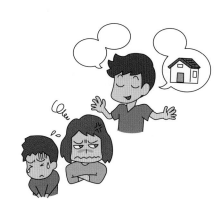

かない. 虫垂炎はとにかく難しい非典型例が多いものの, 虫垂炎じゃなければ, ハイ, おしまい,
なんてことをしていると, すごく怖い落とし穴にはまっちゃうぞぉ～！

 ### 患者A　15歳男性

精巣捻転

　右下腹痛を主訴に患者Aが夕方救急外来を受診した. 昼過ぎから痛かったが, 学校が終わ
るまで我慢していたという. 嘔気はあるが, 嘔吐はしていない. 食欲も低下しているという.
来院前の便は下痢だったという. 研修医Kは, 虫垂炎を念頭に診察しはじめた. 右下腹部に
圧痛はあるものの, 腹膜刺激症状はなかった. 採血では白血球は 11,000/mm^3 と上昇してい
るものの, CRP を含めほかはパッとせず, 超音波検査もイマイチだった.「日本に住んでて
ヨカッタ！ CT へのアクセスは世界一！」研修医Kは患者Aが結構痛がっているので, とに
かく CT 撮っちゃえと検査を進めたが, CT では腫大した虫垂は認められなかった.

　「とりあえず, 胃腸炎ということで…痛みが続いたらまた明日来てください」とお茶を濁
した説明で患者を帰そうと方針を立てたところで, 上級医Hにコンサルトした. 常々『急性
期であれ, 慢性期であれ, 診断にこだわれ』とうるさい古狸のH先生との勤務は気が重かっ
たが, やはり「診断はなんなん？」と聞いてきた（このクソ××め）.

　上級医Hは患者Aのもとで診察をはじめ, むんずと〇タマを握った途端, 患者Aは悲鳴を
上げた.『時は〇タマなり』と, 超音波をとり出し, さっさと精巣捻転を見つけて緊急手術
となった. このまま帰していたら, 〇タマが死んでしまうだけでなく, 途方もなく長い訴訟

の嵐に巻き込まれて，研修医Ｋが医師免許もろとも死んでしまうところであった．こわいこわい．

研修医Ｋ
「〇タマの痛みもないか聞いたんですよ．でも本人は〇タマは痛くないって言ってましたし…まじっすか？」

『時は〇タマなり』…げに恐ろしや，下腹痛のみの精巣捻転の見逃し

精巣捻転は新生児期と思春期に二峰性のピークがあるが，どの年齢でも起こりうる．小児の精巣痛のうち15％は精巣捻転が占める．10万人に3.8人の発症率である．

精巣捻転は約6％も見逃され，小児救急では3番目に訴訟になりやすい疾患なんだ．いやいや思春期や若者は，女性の看護師や医師にはなかなか〇タマが痛いとは言えなくて，誤診しているんだろうと勘ぐってはいけない．**本当に腹痛のみで，精巣痛を訴えないものが20〜22％**もあるんだから，下腹痛の鑑別診断に精巣捻転を想定していないと簡単に見逃してしまう．患者さんが「〇タマは痛くない」と言い張っても，それは本当なんだ．

精巣捻転で下腹痛だけを訴えた場合は，初診時69％も見逃されてしまうんだ．そうなるとなんと81〜89.4％は精巣壊死に至り精巣摘出術になってしまう．診断までの時間も精巣痛を訴える場合は発症から平均5時間で診断がつくのに対して，腹痛だけを訴える場合はなんと36時間も経過してから診断している．**精巣捻転のゴールデンタイムは6時間**であり，6時間以前だと精巣壊死に至るのは9.1％なのに対して，6時間を超えるとなんと56％に跳ね上がってしまう．精巣が壊死すると精子がつくれず不妊の原因にもなる．まさに精巣にとっても生死（精子）をかけた貴重な時間なんだ．「時は〇タマなり！」．決して診断がつかないからといってまた明日，なんてお茶を濁してはいけない．

> 『時は〇タマなり！』
> ● 下腹痛のみの精巣捻転は20〜22％もあり，見逃されやすい！
> ● ゴールデンタイム6時間を超えた診断の遅れは，生死（精子）にかかわる

どうして下腹部痛になるの？

精巣は精索とともに発生学的に第10胸髄〜第1腰髄の神経を引き連れて，体の外に出てくる臓器なんだ．だから精巣の痛みは臍（第10胸髄）〜鼠径部（第1腰髄）に出現するのは至極当たり前だ．厳密には上腸間膜神経叢や腎神経叢から精巣動脈神経叢になり精索を通って精巣に至る．

〇タマは体の外に出ているもんだから，蹴られたりぶつけたりして，激痛が下腹部に走る経験をした人も多いんじゃない？格闘技でもここは急所なので反則技となっているくらい，痛みに敏感な臓器なんだ．

野球の試合でキャッチャーがボールをとりそこねて，〇タマに球が当たるともんどりうって

いるではないか．そこで後ろから審判がキャッチャーの腰をトントンと一生懸命叩いているシーンをよく見かける．○タマに衝撃を受けたのに，下腹痛がでるものだから，男は○タマが体の中にめり込んで痛みが出ていると勘違いしてしまうんだ…きっとそうに違いない，だって昔そう思ったもの．腰をトントン叩くことでめり込んだ○タマを落としてやろうという優しい心遣いが実に奥ゆかしいが，実際は神経支配の関係で痛いだけなので，○タマは決して体内に食い込んではいないんだ．これからテレビで同様なシーンを見たら，「大丈夫，あなたの○タマはめり込んでいないよ」と優しくアドバイスしてあげよう．

陰嚢は仙髄2〜4の支配を受けるため，腹部ではなくて正式に（何が正式か知らんけど）下が痛くなる．陰嚢皮膚には腸骨鼠径神経陰嚢枝，陰部神経の陰嚢神経が分布し，精巣挙筋と肉様膜には陰部大腿神経陰部枝が分布している．**仙髄と胸髄が微妙に陰嚢・精巣に分布しているため，精巣捻転は診断が難しいことがある**と心得ておこう．

精巣捻転で下腹痛は当たり前！ すべての下腹部痛で精巣捻転を疑うべし！
● 第10胸髄〜第1腰髄からの神経支配を受けるので，臍〜鼠径部に痛みが出る
● 第2〜4仙髄の神経支配を受けるのは陰嚢

 ## どうして捻転するの？

「そこに○タマがあるからさ」という単純な理由だけではない．精巣鞘膜が精巣だけについていればいいのに，精巣上体も含めて生まれつき高位に付着していると，陰嚢の中で○タマがクルクル回りやすくなってしまう．男性の12〜17％はこのような付着異常があり，**Bell Clapper変形**といわれる（図1）．精巣捻転の種類はほかにもあるが，65〜80％が鞘膜内捻転となり最も多い．あなたは，お風呂に入って，○タマをクルクル回して確認するようなことは，決してしない方がいい．何回回したか忘れたら，めちゃくちゃ焦るから…（友達の友達がそう言ってたから…ホント，焦った．あ，友達が）．

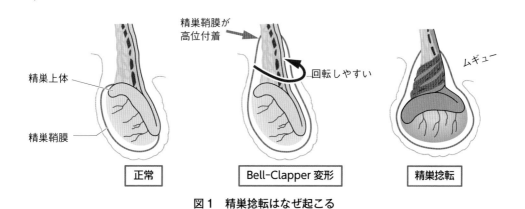

図1 精巣捻転はなぜ起こる

どんな訴えのときに見逃しやすいの？ 病歴のキモ

1) こんな主訴は見逃されやすい（表1）

　Bayneらによると，診断が遅れた例は，① 下腹痛のみが主訴，② 発達障害の合併，③ 外傷の先行が特徴的であった．診断遅れの20％は腹痛しか訴えないのだから，**必ず下腹痛（右でも左でも）のときは精巣捻転を鑑別にあげる癖をつけておかないといけない**．**精巣痛の訴えがなくてもいいとわりきって対応するのが大事**．でもしっかり精巣を診察すれば，しっかり痛がるので，**医療者は精巣を見て，触るまでは，絶対大丈夫と思ってはいけないのだ**．Look, Feel, Listenが診察の基本だが，Listenはこの場合いらないよ（笑）．24時間以内に診断すれば精巣壊死は24.6％なのに対して，24時間を超えて診断したのでは，ほぼ全滅（89.4％も壊死に陥ってしまう）なんだ．

2) 固定されていない精巣

　もともと，くるくる回りやすい人は，ちょっと捻じれてときに痛みを感じ，自然に戻ってしまうことを経験する．**過去に急に精巣が痛くなり，自然に（多くは2時間以内）痛みがひいたという病歴が2回以上あるというのは非常に大事だ**（間欠性精巣捻転）．平均4.3回の既往を訴える（BJU Int, 95：933-934, 2005）．1/4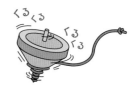
の症例では嘔気・嘔吐を伴うことがある．**間欠性精巣捻転は精巣の軸が横を向いている人が多く**，続いてBell Clapper変形に多い（Niger J Clin Pract, 20：1273-1276, 2017）．診察の際は，患者さんを立たせて，精巣の縦軸がどうなっているかを注意深く視診・触診し，超音波で検査をしよう．

3) 精巣挙筋が働いたような病歴か…それが問題だ

　精巣は精巣挙筋が収縮して精巣がもち上がったときに捻じれやすくなる．だからこそ，男性の生理的現象である勃起，いわゆる「朝立ち（morning wood）」のときに捻じれるため，精巣捻転は早朝に受診しやすいんだ．ほかに，運動，外傷（4〜10％），寒冷，成長などが関連する．運動でも精巣挙筋は収縮するし，寒冷でも収縮する．遠い昔はトイレが外にあったので，余計収縮しやすかったんだろうなぁ．

　また，「〇タマをぶつけたら痛いのは当たり前だ」と一蹴したらダメということ．外傷を契機に精巣挙筋が収縮し，精巣捻転に至るという豊かな想像力が必要になるんだ．外傷が先行すると40％は見逃されてしまうというから恐ろしい．

表1　こんな精巣捻転は見逃されやすい

① 下腹痛のみが主訴	下腹痛のみが主訴であっても必ず精巣捻転を鑑別にあげるべし
② 発達障害	病歴がとりにくい場合は，しっかりズボンも下ろすべし
③ 外傷が先行	外傷こそ，精巣挙筋がもち上がって捻転しやすいと心得よ

> こんな病歴に注意しよう
> - 過去に2回以上急に精巣痛が出て，2時間以内に自然に治ったことがある
> - 陰部への外傷は精巣捻転のハイリスクと心得よ．安易に外傷だけで片付けてはいけない
> - 精巣挙筋が関与したかどうかの病歴にこだわろう

 ## 身体所見のキモ

　下腹痛だけで来院したとしても，精巣の診察は見逃せない．うら若き患者さん本人は，見目麗しい若い看護師や医師に自分の○タマをさらすのは，墓場にもっていってもいいくらい恥ずかしく，隠しておきたい秘部であるに違いない．そんなときは，**患者自身に○タマを触ってもらえばいい**．そこで「痛い」となったら，もう免罪符をもらったようなもので，「精巣捻転の見逃しは時間との勝負でとんでもない結果に陥る」ことを説明すれば，診察できるようになる．

　実際，下腹部痛だけを訴える精巣捻転患者は，異様に○タマを触られるのを拒否する傾向がある気がする（N＝1だけど）．気持ちはわからないことはない．「だってお腹が痛いんであって，○タマは痛くないですよ，いやですよ，なんで脱がないといけないんですか」みたいな調子で言ってくるから，及び腰の医者だとそこで診察をやめてしまい，試合終了！古狸先生になると，有無を言わずにムンズとつかめるが，それはそれでセクハラっぽいので今の時代には合わない．本人に自分で触ってくださいというと，（おそるおそる触って）「痛ぇ～！アレ？なんで？でも俺は腹が痛いんであって…」と言い訳がましく言ってくるが，この激痛に動揺した男性を説得するのはそれほど難しくない．「○タマが腐っちまうぞ」と一言いえばいい．「男の腐ったような奴」という表現も男女差別ではないかと常々思うが，○タマが腐るのは，男が腐るのとは大違いで超緊急なんだからね．

　できれば○タマの軸をしっかり見たいので，**患者さんを立たせて診察するのが基本**だ．ウルトラセブンの顔を思い出してほしい．もしウルトラセブンが精巣だとすると，アイスラッガー（モヒカンのように頭頂から後頭部にあるでっぱり）は精巣上体なんだ（図2）．ウルトラセブンの顔が硬くて圧痛があれば，精巣捻転．アイスラッガーに圧痛があれば，精巣上体炎だ．精

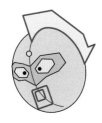

正常精巣はやや前傾

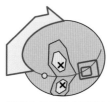

精巣全体が硬く圧痛あり
軸が横になっている

精巣捻転

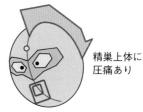

精巣上体に
圧痛あり

精巣上体炎

図2　精巣捻転の考え方

巣のホンの一部だけ痛みがあれば，精巣垂捻転だ．基本，ウルトラセブンは謙虚に少し前傾姿勢のおじぎをしているはず．もし横向けになっていたら，精巣捻転を考えよう．健側と比べてやや上に上がっているのも，立位にした方がわかりやすい．

精巣挙筋反射は内ももをさするまたはつまんで，精巣がワンテンポ遅れてムギュッと5 mm上昇すればOKだ．精巣挙筋反射の感度は高いが，精巣捻転でも精巣挙筋反射がでる症例報告もあるので完全に除外できるものではない（Am J Emerg Med, 19：241-242, 2001／J Pediatr Surg, 38：1248-1249, 2003）．また精巣捻転のない正常例であっても，12％は精巣挙筋反射がでない．精巣挙筋反射は感度は高いが，それ単独で信じていいものではないんだ．

身体所見のポイント
- 思春期の青少年には自分で精巣を触らせるのもOK
- 精巣捻転は痛い硬い！ 立位で診察し，精巣の軸を見極めよ．精巣挙筋反射は感度は高いが100％ではない

 ## TWISTスコアをマスターしよう

精巣捻転診断においてTWISTスコアという便利なものがある（表2）．嘔気・嘔吐（1点），精巣高位（1点），精巣挙筋反射消失（1点），精巣腫脹（2点），精巣硬結（1点）の合計点で判定する．リスク評価はカットオフの違いによって，Barbosa（低リスク0〜2，中等度リスク3〜4，高リスク5〜7）とSheth（低リスク0，中等度リスク1〜5，高リスク6〜7）があるが，Barbosaの方がAUCは0.924とよい．低リスクの感度は98.4％と高い（見逃し率1.6％）．**高リスクの特異度は97.5％と高いため，『時は〇タマなり』で無駄な検査をしないですぐに緊急泌尿器科コンサルトをすべし**（無駄な超音波検査を50％減らせる）．リスクが高い場合は泌尿器科をまず呼んで，待つ間に超音波の検査を行うといい．だって日本は超音波のアクセスがすごくいいからね．精巣捻転を疑ったら，尿検査，尿培養，性行為感染症検査などはマネージメントに影響を与えなかったと報告され，全く無駄なんだよ（Acad Emerg Med, 24：1474-1482, 2017）．

表2　TWISTスコア

嘔気・嘔吐	1点	Throw up（nausea/vomit）
精巣位置が高い	1点	Wind up testis
精巣挙筋反射消失	1点	Indistinct cremaster reflex
精巣腫脹	2点	Swelling
精巣硬結	2点	Tough testis

低リスク　0〜2点　感度95〜100％
中リスク　3〜4点　➡超音波検査を施行
高リスク　5〜7点　特異度97〜100％　➡すぐに泌尿器科コンサルト

精巣の超音波検査をマスターしよう（表3）

　超音波検査の感度は86％，特異度は100％なので，完全に除外はできないが，TWISTスコアで中等度リスクの場合は，超音波の出番だ．

　精巣捻転はまず静脈がうっ滞し，動脈が途絶するには最低450〜540°（1回転1/4〜1回転1/2）は回転していないといけない．それを考えるとダブルアクセルやトリプルアクセルを跳ぶスケーターってどんだけすごいんだって思う．**血流低下は正常と比較したほうがわかりやすいため，両側の精巣を1つの画面に入れて検査するとよい**（図3，4）．ただし両側の精巣捻転が2％ありうることも注意しよう．流速が遅いため，流速レンジを低めに設定して，ノイズが出るギリギリまで感度を上げておく方がいい．体動によるアーチファクトに注意しよう．精巣内血流が低下すると周囲の血流が増大していることがある．**カラードプラも感度は100％ではないので，血流があるからといって精巣捻転を否定してはいけない**．しっかり捻転しないと動脈血流は保たれる場合があるんだ．カラードプラで見えたから安心ではなく，流速を計測して健側と比べて血管抵抗が高くなっていたら，血流低下がわかる．

　精巣が浮腫になると大きくなり，壊死に至ると，精巣内のエコーがまだらになってくる．実質の色や均一性も着目して健側と比較しよう（図5）．

表3　精巣捻転の超音波像

B-mode	精巣捻転しても精巣実質は特に異常は指摘できず．壊死による梗塞で低エコー像，出血壊死で高エコー像となる
カラードプラ	血流低下（感度86％，特異度100％） 流速も計測し健側と比較すること
精索エコー	whirl pool sign（精索のねじれ）　感度61％　特異度100％ 精索に沿って，長軸にプローブを上下に動かすとわかりやすい

両側の精巣を並べて左右比較しながら高周波数のリニアプローブで検査するとわかりやすい

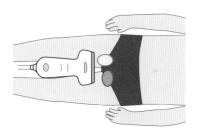

図3　精巣捻転の超音波検査

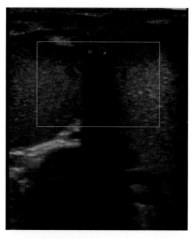

図4　精巣捻転のカラードプラ像
左の健側には精巣内に血流あり．
右の患側には血流なし．

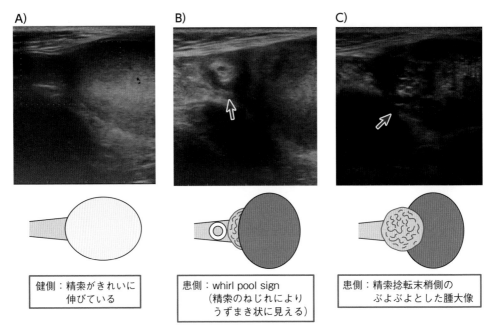

A)	B)	C)
健側：精索がきれいに伸びている	患側：whirl pool sign（精索のねじれによりうずまき状に見える）	患側：精索捻転末梢側のぷよぷよとした腫大像

図5　精巣捻転の超音波像

　精巣捻転というけれど，実際には精索もグリングリンに捻じれているので，精巣だけに注目するのではもったいない．精索のねじれを表すwhirl pool sign（うずまきサイン）（図5B）は特異度100％で診断に有用だが，感度は61％しかない．

Check！　文献

1)　Glerum KM, et al：Pediatric Malpractice Claims in the Emergency Department and Urgent Care Settings From 2001 to 2015. Pediatr Emerg Care, 37：e376-e379, 2021（PMID：30211835）

　↑必読文献．728例の小児訴訟を分析した研究．心疾患・心肺蘇生＞虫垂炎＞精巣疾患（精巣捻転）＞脳症＞髄膜炎の順になっている．誤診によるものが41％を占める．やっぱり診断にこだわらないとダメなんだよねぇ．入院させなかった，または入院の遅れが，高額な賠償額と関連があった．何でもかんでも明日来てね，じゃだめなんだ．怪しいときは入院経過観察の方針が患者にとっても医療者にとっても一番安全だ．

2)　Shunmugam M & Goldman RD：Testicular torsion in children. Can Fam Physician, 67：669-671, 2021（PMID：34521708）

　↑必読文献．精巣捻転のわかりやすいreview．精巣痛を訴える少年の15％は精巣捻転だが，精巣痛を訴えてくれればわかりやすい．生後1歳までと12歳に発症のピークがある．精巣虚血は虚血再灌流障害をきたしてくるのが主な機序という．

3) Chan EP, et al：Identifying systems delays in assessment, diagnosis, and operative management for testicular torsion in a single-payer health-care system. J Pediatr Urol, 15：251.e1-251.e7, 2019（PMID：31005635）

　↑609人の精巣腫脹を主訴に来院した患者に対するドプラ超音波の研究. 偽陰性率（見逃し率）は6.5％（3/46例）であった. 超音波検査の待ち時間が長くて, 救急滞在時間が4時間もかかったというちょっとイマイチな施設の研究.

4) Bayne CE, et al：Factors Associated with Delayed Presentation and Misdiagnosis of Testicular Torsion：A Case-Control Study. J Pediatr, 186：200-204, 2017（PMID：28427778）

　↑**必読文献**. 精巣捻転において, 遅れて来院した94例（≧24時間）と早期来院した114例（＜24時間）の単施設比較検討. 初診時6％が見逃されていた. 遅れて来院すると精巣摘出術に至るのは89.4％もあり, 早期来院群の24.6％と比べはるかに高かった. 遅れて来院する症例は, 主訴が下腹痛のみ（20％ vs 0％）, 発達障害（10.6％ vs 2.6％）, 外傷の先行（14.9％ vs 7％）を訴えることが多かった. 早期来院症例は全例精巣痛を訴えていたが, 遅れて来院する群の20％は精巣痛はなく, 腹痛のみを訴えていた.

5) Bayne CE, et al：Testicular Torsion Presentation Trends before and after Pediatric Urology Subspecialty Certification. J Urol, 197：507-515, 2017（PMID：27697576）

　↑2005年と2015年で精巣捻転症例数を比較検討. 明らかに紹介例が増え, 小児泌尿器科専門に を取得した後は紹介率が上がっていた. 24時間以内の早期診断例の精巣摘出術率は10％であったのに対して, 24時間以上経過して診断しているものは76.4％が精巣摘出術に至ってしまっていた. 直接高次医療機関に受診しても, 紹介されても精巣摘出率には違いはなかった.

6) Agency for Healthcare Research and Quality：Diagnostic Errors in the Emergency Department：A Systematic Review. 2022
https://effectivehealthcare.ahrq.gov/products/diagnostic-errors-emergency/research

　↑**必読文献**. ERでの誤診率は約5.7％もあり, 合併症をきたすのは2.0％, 重大な結果をもたらすのは0.3％とアメリカ医療研究品質局（AHRQ）が2022年12月にシステマティックレビューを発表したから, アメリカ救急医学会が猛反発をした. 出版バイアスがあるにしろ, この数字を鵜呑みにしないで, 見逃されやすい疾患のパターンを知っておくことはとても重要だ. 精巣捻転も約5％見逃される.

7) Vasconcelos-Castro S & Soares-Oliveira M：Abdominal pain in teenagers：Beware of testicular torsion. J Pediatr Surg, 55：1933-1935, 2020（PMID：31515114）

　↑**必読文献**. 73例の単施設研究. 精巣捻転の22％は腹痛のみを主訴に来院していた. 腹痛を主訴に来院すると, 初診時には69％も見逃されていた. 下腹部痛を訴えた者の81％は精巣壊死に至ってしまった. 診断までの時間も精巣痛を訴える者が平均5時間であるのに対して, 下腹部痛を訴える場合は36時間もかかっていた. とにかく下腹痛の鑑別診断に精巣捻転を常に考えるように警鐘を鳴らしている.

8) Saxena AK, et al：Testicular torsion：a 15-year single-centre clinical and histological analysis. Acta Paediatr, 101：e282-e286, 2012（PMID：22385478）

　↑104例の精巣捻転の後ろ向き単施設研究. そのうち10例は子宮内で新生児精巣捻転と診断していた. 9例は停留精巣が捻転していた. 精巣がきちんと降りた94例の少年では, 精巣痛76％, 精巣腫大65％, 腹痛22％であった. ドプラ超音波の偽陰性率は4.4％であった. 発症からゴールデンタイムの6時間を過ぎた者の精巣摘出率は56％もあり, 発症6時間以内の場合の9.1％と大きく予後が変わってしまっていた.

9) Johnston BI & Wiener JS：Intermittent testicular torsion. BJU Int, 95：933-934, 2005 （PMID：15839906）

　↑間欠性精巣捻転の簡単な解説．2～48カ月の間に平均4.3回，急激な精巣痛が出現し，2時間以内に痛みが消失するという症例が多い．平均年齢は12歳．嘔気・嘔吐，腹痛も起こりうるが，精巣捻転と比べ軽い．精巣の軸が横になっていることが多い（52～75％）．立位で診察すると，精巣上体が上方または手前に位置している（正常は後側方）．精巣はクルクル回り，来院時には精索は分厚く，圧痛を伴っていることが多い．痛かったんだろうなと容易に想像できる感じかな．

10) Munden MM, et al：Intermittent testicular torsion in the pediatric patient：sonographic indicators of a difficult diagnosis. AJR Am J Roentgenol, 201：912-918, 2013 （PMID：24059384）

　↑15症例（19回の疼痛発作，10例の手術）を後方視した単施設研究．捻転が解除された後なので，超音波で観察しても血流はむしろ増加している例や，正常例，減少例など多彩．しかし79％にwhirl pool sign（精索のうずまきサイン）または捻転より末梢の精索の偽性腫瘍像（腫大）を認めた．10.5％は上記所見は認められないものの，ぶよぶよの精索を認めた．

11) Zhong H & Bi Y：Pediatric Trauma-Induced Testicular Torsion：A Surgical Emergency. Urol Int, 105：221-224, 2021 （PMID：33378756）

　↑精巣への軽症外傷後の精巣捻転15例の後ろ向き研究．外傷が先行する精巣捻転は4～10％あると報告され見逃される一因になっている．この研究では，155例の精巣捻転のうち15例（9.7％）が軽症外傷に起因したものだった．平均年齢は10.3歳．6例（40％）は初診時，精巣捻転を見逃し，精巣の炎症・血腫と誤診されていた．

12) Sharp VJ, et al：Testicular torsion：diagnosis, evaluation, and management. Am Fam Physician, 88：835-840, 2013 （PMID：24364548）

　↑必読文献．よくまとまったreview．精巣捻転が強く疑われる場合は，画像診断にいかずにすぐに泌尿器科をコンサルトするべし．時間との勝負なので，無駄に検査で手術までの時間を遅らせないことが大事．画像検査は必ずしも完璧ではないのだから．6時間以内に手術できれば90～100％精巣を救えるが，12時間を超えると50％しか救えず，24時間を超えると10％も助けられなくなってしまう．手術が間にあわなければ，用手回転術を行ってもよいが，外科手術の代わりにはならない．精巣は通常360°以上回転しており，ドプラ超音波で血流の回復を確認するといい．精巣固定術は両側しておくのが大事．

13) Qin KR & Qu LG：Diagnosing with a TWIST：Systematic Review and Meta-Analysis of a Testicular Torsion Risk Score. J Urol, 208：62-70, 2022 （PMID：35238603）

　↑必読文献．TWISTスコアに関して13の研究を抽出し，そのうち9つの研究でメタ解析を行った．カットオフに関してはBarbosa（J Urol, 189：1859-1864, 2013）の方がSheth（J Urol, 195：1870-1876, 2016）よりもよかった．低リスクの感度は98.4％と高確率で除外でき，高リスクの特異度は97.5％と高いため，緊急泌尿器科コンサルトとなる．中リスクでは感度92.2％，特異度68.2％であるため，超音波検査を追加する．

14) Sheth KR, et al：Diagnosing Testicular Torsion before Urological Consultation and Imaging：Validation of the TWIST Score. J Urol, 195：1870-1876, 2016 （PMID：26835833）

　↑128例中44例に精巣捻転を認め，TWISTスコアを検証した．カットオフを0点，6点とした．TWISTスコア0点では陰性的中率100％であった．TWISTスコア6点以上では，陽性的中率が93.5％と高く，感度は65.9％であった．Tannerのステージ分類を組合わせて二次性徴の進んだステージ3～5に限ると，TWISTスコア6点以上の陽性的中率は100％となり，無駄な検査をせずにすぐに手術にいける．これによって50％の無駄な超音波検査を削減できた．

15) Lin EP, et al：Testicular torsion：twists and turns. Semin Ultrasound CT MR, 28：317-328, 2007（PMID：17874655）

↑精巣捻転の超音波を丁寧に解説．17％の男性は精巣が固定されておらず，その40％は両側の精巣がクルクル回る．最低450～540°（1回転1/4～1回転1/2）回転しないと動脈の血流は途絶えない．必ず健側と比較しながら超音波を行うこと（両側の精巣捻転が2％ある）．カラードプラが最も感度が高いが，それでも感度は86％，特異度100％であり，完全に否定できるわけではない．流速を計測するのも忘れない．精索のwhirl pool signは特異度100％と診断に有用だが，感度は61％しかない．

16) Ridgway A & Hulme P：BET 2：Twist score in cases of suspected paediatric testicular torsion. Emerg Med J, 35：574-575, 2018（PMID：30115779）

↑4つの研究のreview．TWISTスコアの低リスクの感度は95～100％，特異度は97～100％．TWISTスコアの低リスク，高リスクはおおむね信頼できるので，病歴や身体所見と組合わせると有用．

17) Sintim-Damoa A & Cohen HL：Pearls and Pitfalls of Pediatric Scrotal Imaging. Semin Ultrasound CT MR, 43：115-129, 2022（PMID：35164905）

↑必読文献．超音波では通常のB-modeに加えて，カラードプラ，パルスドプラでも撮影する．流速が遅いので，カラーゲインを上げて，ドプラスケールを下げ感度を上げる調整が必要だ．血流があっても，精索の捻じれや腫大を探すようにしないといけない．超音波の感度は86％，特異度は100％であり，完全に除外できる検査ではないことを肝に銘じておこう．

18)「『子どもが苦手』な研修医へ 小児救急の極意を伝授」（林 寛之／著），Gakken，2022

↑小児救急の落とし穴がいっぱい．ぜひ読んでください．

No way！ アソー！ モジモジ君の言い訳 〜そんな言い訳聞き苦しいよ！ No more excuse！ No way！ アソー（Ass hole）！

×「いや，本当に陰部は痛くないって言っていたんですよ」

→そんな症例ほど，精巣捻転は見逃しやすいんだって心得ておこう．

×「とても恥ずかしがっていたし，私も恥ずかしくてそんな〇タマをムンズとつかむなんてできません」

→いやいや本人に触診してもらえばいいんだよ．すごく痛かったら，事の重大性を話して，しっかり診察すればいい．

×「いやぁ，あそこをぶつけたら痛いに決まってるじゃないですか」

→外傷は精巣挙筋反射を誘発し，精巣捻転になりやすいリスクと知っていたら，もっとしっかり診察したのにねぇ．見逃したら，もう時間切れだよ．

×「超音波を見てもよくわからないんですよねぇ」

→健側と比較するのがコツだから，2つ並べて超音波検査をするのがポイント．モーションアーチファクトが出やすいので，プローブをしっかり固定してじっくり検査するべし．精巣内の血流だけでなく，精索もしっかり検査しよう．

× 「血流はあったんですけどねぇ」

→完全に血流が途絶しないこともある．健側と比べたら明らかに血流は落ちていた．超音波検査だけで除外するのではなく，病歴や身体所見も含めて総合的に判断しよう．迷っている時間はない．迷ったらコンサルト．

林　寛之（Hiroyuki Hayashi）：福井大学医学部附属病院救急科・総合診療部

COVID-19がダウングレードされなくてやきもきしてしまう．WHOからコロナパンデミックのせいで，ほかの疾患での死亡が2.7倍も増えてしまったと報告された（The WHO estimates of excess mortality associated with the COVID-19 pandemic）．熱があるというだけで診療拒否してしまう医療体制があっては，ほかの疾患がたらい回しにされて適材適所で治療がすみやかにできなくなったのは実に悲しい．断る理由を考えるより，どう患者を回していくかに頭を使いたい．ワクチンも登場し，人類の英知がCOVID-19を弱毒化させた（？）のだから，もう普通に医療を届けるようにしたいですよねぇ．ACPも全然進んでいない問題も浮上して…チャレンジが多い人生はきっと豊かに違いない…と思うようにしよう．こんな混とんとした世の中だからこそ，何でも診れる総合医を養成していきたい．興味のある人はぜひこちらまで（GGG福井大学）！

1986　自治医科大学卒業
1991　トロント総合病院救急部臨床研修
1993　福井県医務薬務課所属　僻地医療
1997　福井県立病院ER
2011　現職

日本救急医学会専門医・指導医
日本プライマリ・ケア連合学会認定指導医
日本外傷学会専門医
Licentiate of Medical Council of Canada

★後期研修医大募集中！ 気軽に見学にどうぞ！ Facebook⇒福井大学救急部・総合診療部

Book Information

改訂版 ステップビヨンドレジデント1
発行 ⑨羊土社
救急診療のキホン編 Part1

心肺蘇生や心電図、アルコール救急、
ポリファーマシーなどにモリモリ強くなる!

林　寛之／著

● 救急で必ずおさえておきたい知識を解説，大好評研修医指導虎の巻シリーズ第1巻
● 世界標準のエビデンスが満載，ワンランク上を目指すポストレジデント必携!

□ 定価4,950円（本体4,500円+税10%）　□ B5判　□ 400頁　□ ISBN 978-4-7581-1821-7

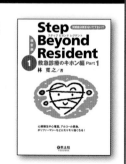

対岸の火事 他山の石

研修医が知って得する日常診療のツボ

中島 伸

他人の失敗を「対岸の火事」と笑い飛ばすもよし、「他山の石」と教訓にするのもよし。研修医時代は言うに及ばず、現在も臨床現場で悪戦苦闘している筆者が、自らの経験に基づいた日常診療のツボを語ります。

その258
医学用語の書き間違いに注意しよう

私が読者の皆さんに「書き間違いに注意！」とお話したいと思うのは，初期研修医の症例レポートや診療録記載のチェックをしているときです．以下，いくつかの実例をあげましょう．

"特発性" と "突発性" を区別せよ

結構多いのが**"特発性"**と**"突発性"**の区別が曖昧なものです．前者は英語でidiopathicといい，「原因不明」という意味になります．実例としては特発性正常圧水頭症（idiopathic normal pressure hydrocephalus：iNPH）などがあります．髄膜炎や外傷性くも膜下出血などの後に髄液吸収が悪くなって起こる水頭症と違って，何が原因かわからないままに脳室が拡大して歩行障害や尿失禁などをきたすのが特発性正常圧水頭症です．

一方，"特発性"と区別すべき"突発性"の方は英語でsuddenといい「突然起こった」という意味になります．日常臨床の病名では突発性難聴や突発性発疹くらいにしか使われないので，そのことを憶えておけば間違えません．

"逆向性健忘" だ，"逆行性健忘" ではない

また，交通事故で頭を打ったときなどに起こる**"逆向性健忘"**と**"前向性健忘"**もよく書き間違える医学用語です．具体的には「バイクに乗って家を出

るところまでは憶えているけれど，次に気がついたら救急外来でした．途中，交差点で車と衝突したらしいのですが，そのことは全く憶えていません」というのが患者さんの典型的な訴えです．

家から事故現場までは普通にバイクを運転していたはずですが，そのことはすっかり記憶から抜けています．このような場合，頭を打ってから遡って数十分の記憶が飛ぶので逆向性健忘（retrograde amnesia）といいます．これをよく"逆行性健忘"と書いてしまって間違いを指摘されるわけです．

一方，気がついたら救急外来だったといっても，事故後には衝突現場で救急隊に自分の名前を告げていたりしていることがあります．その場合，決して事故の瞬間から救急外来まで意識がなかったわけではありません．単に記憶に残っていないというのが事実です．このような症状を前向性健忘（anterograde amnesia）といいます．これもまた"前行性健忘"と書いてしまうと笑われます．

私が手元にもっている『脳神経外科学用語集（初版）』[1] や『脳神経外科学用語集 改訂第3版冊子体PDF版』[2] にはわざわざ「retrograde amnesia　逆向性健忘［症］逆行性とはしない」と書かれているくらいなので，よほど間違える人が多いのでしょう．

"血管撮影" か？ "血管造影" か？

さらに，"血管撮影"というのも注意しなくてはなりません．いわゆるangiographyというのは血管内に造影剤を注入し，その造影剤を撮影することです．血管そのものを撮影するわけではありません．だから**"血管撮影"ではなく，"血管造影"が正しい**ことになります．

ただし，MR angiographyの場合，わざわざ造影剤を使わずに血管内の血流を画像化しています．この場合は造影しているわけではないので血管撮影でもよさそうに思われます．実際，いくつかの用語集をあたってみると，**"血管撮影"**としているのが，『放射線診療用語集 改訂第3版』[3] と日本医学会『医学用語辞典』[4] で，**"血管造影"**としているのが，『神経学用語集 改訂第3版』[5]，『脳神経外科学用語

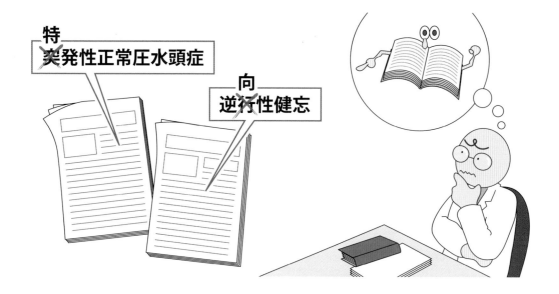

集（初版）』[1]，『脳神経外科学用語集 改訂第3版冊子体PDF版』[2] と，2つに分かれています．なので，どちらも正しいことになります．

BPPVの日本語訳

BPPV（benign paroxysmal positional vertigo）についてはときに "良性発作性頭位変換めまい" という人がいて，その方がよくわかるので私も愛用していました．が，複数の用語集をあたってみると **"良性発作性頭位 [性] めまい [症]"** となっていて「変換」が抜けているので，これからは私もそのような用語を使いたいと思います．

"脳脊髄液漏出症" が正式名称になった

複数の名称があった低髄液圧症や髄液減少症は **"脳脊髄液漏出症" が正式名称となり**[6]，ICD-10にも脳脊髄液漏出症（G968）と記載されています[7]．ICD-10には低髄液圧症（G971）もありますが，これはもっぱら腰椎穿刺後の低髄液圧症を指しています．時代はICD-11になりつつありますが，WHOのホームページ[8] をみると，ロシア語版や中国語版がある一方，残念ながら日本語版はまだ公表されていないようです．

"診断的治療" か "治療的診断" か？

あまり意識されることのない「診断的治療と治療的診断はどちらが正しいのか」という議論．例えば抗痙攣薬を投与すると患者さんの症状が改善したなどの場合，「治療的診断（診断的治療）として抗痙攣薬を投与した」などと言います．googleで検索してみると，"診断的治療" が72,100件，"治療的診断" が35,300件ヒットします．また英語で "diagnostic therapy" は34,000件のヒット，"therapeutic diagnosis" は15,000件です．さらにPubMed[9] では "diagnostic therapy" は117件ですが，"therapeutic diagnosis" は90件です．だから3通りの方法とも多数決では "診断的治療" が優勢ということになります．とはいえ，日本医学会『医学用語辞典』には "治療的診断" はあるが "診断的治療" はありません．

結局，この医療行為のプロセスを重視するか目的を重視するか，ということではないかと思います．**プロセス重視なら "診断的治療"** でよさそうですが，**目的重視なら "治療的診断"** でよさそうです．ちなみに私自身は目的重視で "治療的診断" をもっぱら使っています．

"供覧" を正しく使おう

　最後に研修医の診療録記載について気になる点を1つだけあげておきます．よく見かけるのが，「上級医の〇〇医師に頭部CTを供覧いただいた」とあったりします．"供覧"は「見てもらう」ことではなく，**「多くの人がみられるようにすること」**ということになるので，この「〇〇先生に供覧いただく」というのは明確な間違いです．私が医学生の頃，講義のときに配られたプリントに「胸部レントゲン：供覧」とあれば，講義中に講師が胸部X線画像をスライド等で学生に見せることを意味していました．なぜか，令和の今になって正しい意味で使われないことが多いのはウチの病院だけでしょうか．

　以上，書くときに注意すべき医学用語について述べました．このような落とし穴はたくさんあるわけではないので，ポイントだけ憶えておきましょう．

最後に1句

間違えた　医学用語に　注意せよ
　　　恥かく前に　こっそり訂正

引用文献
1）「脳神経外科学用語集（初版）」（日本脳神経外科学会用語委員会／編，日本脳神経外科学会／著），南江堂，1995
2）日本脳神経外科学会用語委員会：脳神経外科学用語集 改訂第3版冊子体PDF版．2016 http://jns.umin.ac.jp/member/files/yougo_ver3.pdf
3）「放射線診療用語集 改訂第3版」（日本医学放射線学会／編），金原出版，2002
4）日本医学会：医学用語辞典 https://jams.med.or.jp/dic/mdic.html
5）「神経学用語集 改訂第3版」（日本神経学会用語委員会／編），文光堂，2008
6）佐藤慎哉，嘉山孝正：低髄液圧症候群，脳脊髄液減少症，脳脊髄液漏出症．22：443-451，脳神経外科ジャーナル，2013
7）医療情報システム開発センター：ICD10対応標準病名マスター http://www2.medis.or.jp/stdcd/byomei/index.html
8）ICD-11 International Classification of Diseases 11th Revision：https://icd.who.int/en
9）PubMed.gov：https://pubmed.ncbi.nlm.nih.gov/

中島　伸
（国立病院機構大阪医療センター脳神経外科・総合診療科）
著者自己紹介：1984年大阪大学卒業．脳神経外科・総合診療科のほかに麻酔科，放射線科，救急などを経験しました．

2022年度（第3回）リハビリテーション科医になろうセミナー（Web開催）

臨床研修医および転向希望の医師，リハビリテーション科に興味のある医師，医学生を対象に『リハビリテーション科医になろうセミナー』をWeb（Live配信）で下記の通り開催いたします．ぜひご参加ください．

【開催日時】2023年2月26日（日）13時～15時20分

【開催場所】Zoomを使用したWeb開催 ※参加無料

【対　象】臨床研修医および転向希望の医師，リハビリテーション科に興味のある医師，医学生

【プログラム】下記URLよりご覧ください．
https://www.jarm.or.jp/member/calendar/20230226.html
右の二次元コードからもご覧いただけます．

【申込方法】下記URL申込フォームにてお申込みください．
https://tayori.com/f/narou-2022fy-3/
左の二次元コードからもお申込みいただけます．

【申込締切】2023年2月24日（金）

【その他・セミナー情報】
今後のセミナー開催（2023年度は6/11,8/27開催予定）の情報や視聴セミナーなど随時更新しておりますので，右の二次元コードからぜひご確認ください．

【問い合わせ先】
公益社団法人日本リハビリテーション医学会
〒101-0047　東京都千代田区神田1-18-12 内神田東誠ビル2階
TEL：03-5280-9700　E-mail：seminar@jarm.or.jp

◆ 研修医募集広告掲載のご案内 ◆
「レジデントノート」を
初期・後期研修医募集にご利用下さい！

　お陰様で大変多くの研修医・医学生の方にご愛読いただいている小誌は，人材募集のための媒体としても好評をいただき，

> ＊「レジデントノートに載せた広告で，良い
> 　人材を採用できた」
> ＊「募集についての問い合わせが増えた」

といった声を多数いただいております．

◆

　広告サイズは，1/2ページ・1ページがございます．本誌前付・後付広告をご参照下さい．

　なお，本誌に出稿していただくと，サービスとして小社のメール配信（メディカル ON-LINE）やホームページにも広告内容を掲載しますのでさらに効果的！

　初期研修医・後期研修医の採用活動の本格化に備えぜひご検討下さい．

詳しくは下記までお気軽にお問合せ下さい
- TEL　：03-5282-1211　　■ FAX：03-5282-1212
- メール：ad-resi@yodosha.co.jp
- 郵便　：〒101-0052 東京都千代田区神田小川町2-5-1
　　　　　株式会社 羊土社 営業部担当：松本

---

⑨羊土社 社員募集
2024年4月入社 新卒社員を募集します

研究や実習の中で培われた知識と経験と粘り強さを活かして、
書籍編集や情報発信に挑戦してみませんか？
羊土社では科学や医療を何より大切にする人たちが活躍しています。
私たちと一緒に、日本の生命科学研究と医療現場の発展に
貢献していただける方のご応募をお待ちしています。

こんな方を募集しています
● 2024年春に理系大学院（修士・博士）または医療系大学（薬学部6年制、看護、など）を修了予定の方
● 生命科学や医療分野の書籍出版に興味をお持ちの方　● 医療や研究・教育の現場をサポートしたいと思う方

仕事内容	● 羊土社の雑誌・書籍の企画や編集制作　● ホームページやSNSを介した情報発信
	● 学会参加、研究室・病院等への訪問・取材　● 多くの人と連携し新しいアイディアを創造する

応募方法　※応募の詳細は、**羊土社HPの採用情報**（https://www.yodosha.co.jp/recruit/）をご覧ください
　　　　　　※2023年3月に会社説明会を開催予定です（決定次第上記HPに掲載します）

・**応募方法**：エントリーシートと**大学学部および大学院の成績証明書**を「採用係」宛にご提出ください
　　　　　　※当社HPより規定のエントリーシートをダウンロードして
　　　　　　　適宜ご提出ください

・**応募締切**：2023年4月6日（木）必着

・**入社時期**：2024年4月入社　　【連絡先】 株式会社 羊土社 採用係

※お問い合わせはE-mailにてお願いします
E-mail：boshu@yodosha.co.jp

フローチャート慢性腎臓病漢方薬
CKDの多様な症状や訴えに!

著／新見正則，和田健太朗
定価3,630円（本体3,300円＋税10％），B6変型判，208頁，
新興医学出版社

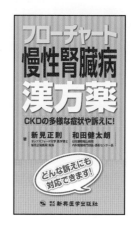

長い間，腎臓病の創薬は最も遅れた分野でした．IgA腎症をはじめとする糸球体腎炎の治験がやっと最近活発になってきています．高血圧症，糖尿病，脂質異常症，肥満症などの生活習慣病そしてリウマチ・膠原病でも腎臓病をきたします．それぞれの病気に対する薬物療法はたくさんありますが，慢性腎臓病（CKD）を適応症とする薬物はありませんでした．しかし最近，SGLT2阻害薬やアルドステロン拮抗薬が慢性腎臓病を適応症として承認され，すばらしい治療効果をあげています．

新見正則先生が提唱するモダン・カンポウは，西洋医学の専門家が，「漢方理論や漢方診療を必須とせずに，西洋医学で対処しきれない患者さんの訴えに対して対応する」という明日からでも実践できる理論です．そのモダン・カンポウシリーズに新しく「フローチャート 慢性腎臓病 漢方薬」が発刊されました．筆者の和田健太朗先生は腎臓内科医で保存期の慢性腎臓病から透析患者までを治療するエキスパートです．

本書の特徴は2つあります．まず巻頭にある「モダン・カンポウの基本」「CKD保存期・透析漢方薬の基本」が大変参考になります．麻黄による高血圧症，甘草による偽性アルドステロン症について，それぞれの医薬用漢方製剤における含有量にも言及して，その副作用の回避法について具体的に解説しています．慢性腎臓病は早期の治療によって腎機能を改善させる，あるいは悪化させないことが重要ですが，高齢化も相まって腎機能の低下が徐々に進行してくる患者は少なくありません．CKD重症度分類は，死亡・心血管病・末期腎不全のリスクを層別化して作成されたものです．その進行につれて降圧薬，脂質異常症治療薬，高カリウム血症治療薬，高リン血症治療薬，利尿薬，腎性貧血治療薬など多くの薬剤が使用されますが，いずれも検査データを基に投薬されます．一方CKD患者さんは重症度が進行するにつれて多くの症状を訴えられます．そのステージに応じて使用できる医薬用漢方製剤が一覧表として明確に示されています．

もう1つの特徴はフローチャートです．症状に応じて明日からすぐ処方できるよう，一目でわかるよう工夫されています．高血圧症，心不全，慢性糸球体腎炎，ネフローゼ症候群，透析中の除水困難症，CKD-MBD（CKD骨ミネラル代謝異常）など西洋医学診断に基づいた漢方薬の選択から，動悸，不整脈，冷え症，浮腫，口渇，喉の違和感，下痢，腹痛，めまい，皮膚のかゆみなどの患者さんの訴えにも対応できます．特に進行したCKD患者に認められるフレイル・サルコペニアに対してはよい薬物療法がなく，その対処も述べられており大変有用です．外来診察室や病棟に置いて，明日からのCKD診療に役立てたい一冊です．

（評者）和田　淳（岡山大学 腎・免疫・内分泌代謝内科学）

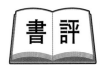

書評

BOOK REVIEW

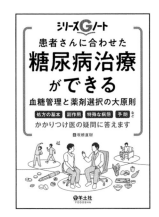

シリーズGノート

患者さんに合わせた
糖尿病治療ができる
血糖管理と薬剤選択の大原則

処方の基本、副作用、特殊な病態、予防など、
かかりつけ医の疑問に答えます

編／坂根直樹
定価 5,280円（本体 4,800円＋税10%），B5判，285頁，
羊土社

皆様は，糖尿病診療をされていて下記のような場面で困った経験をされたことはありませんか？
「インスリン注射は死んでも嫌．」
「糖尿病の薬だけは飲みたくない．」
「薬価の高い薬は支払いできない．」
「ごはんは食べないようにしているから薬はいらない．」

　「医者の勧める治療を断るなんで信じられない．そんな患者は診なければいいんだ．」と思っておられる先生もいるかもしれません．ところが，現場ではこんな状況はよく起こります．この本は，このような教科書やガイドラインには記載されていないような，糖尿病診療実践での課題について解決方法が述べられています．このような場面で，いかに患者さんに向き合い，納得のできる医療を行えるかが，糖尿病専門医の力量です．この本では，失敗例と成功例を示して，具体的に解決方法を提案してくれています．第4章の「困ったときへの対応」の8項目は，はじめて糖尿病外来を担当する先生はもちろんのこと，糖尿病専門医の先生にもぜひ参考にしてほしい内容です．

　もちろん，はじめて糖尿病診療にかかわる先生に必要な情報も記載されています．現在，糖尿病の経口血糖降下薬は9種類あります．まず，第1選択にどれを処方すればいいかは，日本人においては今まで定まったものがありませんでした．この本では，明確に第1選択，第2選択について述べられています．一般内科の先生にもわかりやすく記載されています．

　さらには，先進医療のCGM（持続グルコース測定）やインスリンポンプ療法，地域連携にまで解説がされており，ベテランの先生にも役立つ内容です．

　「欧米人は良く効く薬をください，と言うのに対し，日本人は副作用のない薬をください，と言う」というフレーズは，「さすが，坂根先生！」と脱帽する次第です．先生は，常に患者視点に立った患者教育方法を，ユーモアをまじえて発信してこられました．この本には，そんな先生の熱い情熱がこもっています．

（評者）細井雅之（大阪市立総合医療センター糖尿病内科 部長）

プライマリケアと救急を中心とした総合誌
レジデントノート

◆ 特 集 ◆

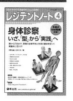

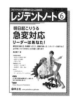
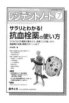

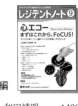

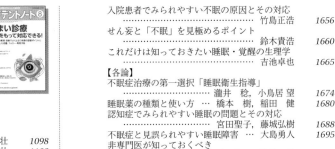
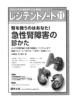
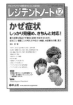
年間総目次

◆ **連 載** ◆

（右の数字は「No.-ページ」. 完マークは終了している連載です）

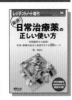

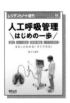

年間総目次

増刊

レジデントノート

次号 4 月号 予告

（Vol.25 No.1）2023 年 4 月 1 日発行

特　集

抗菌薬ファーストタッチ (仮題)

編集／山口裕崇（飯塚病院 総合診療科）

抗菌薬は初期研修医も処方する機会の多い薬剤のひとつですが，苦手意識をもつ方が多数おられるかと思います．4月号では，抗菌薬の処方場面のうち原因菌が未判明（ファーストタッチ）の段階に焦点を当て，研修医に求められるレベルでの薬剤選択や投与方法といった具体的な対応を解説します．感染症診療の原則である「患者背景・感染臓器・原因菌の把握」を実践し，適切に臨床へアウトプットできるような内容をめざします．

連　載

新連載 **心電図を手がかりとして，診断・病態を考える**（仮）
「動悸症状」(仮題) ……… 森田　宏（岡山大学大学院 医歯薬学総合研究科 先端循環器治療学）

その他

※タイトルはすべて仮題です．内容，執筆者は変更になることがございます．

◆ 編集部より ◆

　病棟でも救急でも，糖尿病をもつ患者さんを診る機会はとても多いと思います．3月号の特集では研修医がよく対応する場面を想定し，糖尿病診察の基本から具体的な血糖コントロールの方法までわかりやすく解説していただきました．その場しのぎではなく，糖尿病とともに生きる患者さんの抱える気持ちや暮らしを考えながら診ることも学べる特集です．4月から専攻医となる方もご活用いただければ幸いです．
（溝井）

レジデントノート

Vol. 24 No. 18 2023〔通巻346号〕
2023年3月1日発行　第24巻　第18号
ISBN978-4-7581-1694-7

定価2,530円（本体2,300円+税10％）〔送料実費別途〕

年間購読料
定価30,360円（本体27,600円+税10％）
〔通常号12冊，送料弊社負担〕
定価61,380円（本体55,800円+税10％）
〔通常号12冊，増刊6冊，送料弊社負担〕
※海外からのご購読は送料実費となります
※価格は改定される場合があります

© YODOSHA CO., LTD. 2023
Printed in Japan

発行人　　　一戸裕子

編集人　　　久本容子

副編集人　　遠藤圭介

編集スタッフ　田中桃子，清水智子，
伊藤 駿，溝井レナ

広告営業・販売　松本崇敬，中村恭平，加藤 愛

発行所　　　株式会社 羊 土 社
〒101-0052 東京都千代田区神田小川町2-5-1
TEL 03(5282)1211／FAX 03(5282)1212
E-mail eigyo@yodosha.co.jp
URL www.yodosha.co.jp/

印刷所　　　三報社印刷株式会社

広告申込　　羊土社営業部までお問い合わせ下さい．

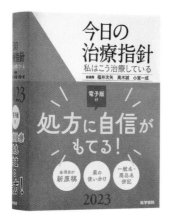
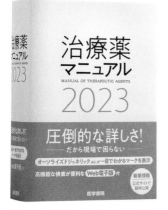

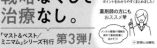
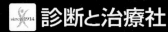

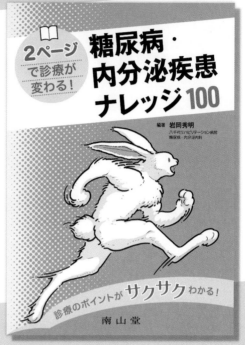
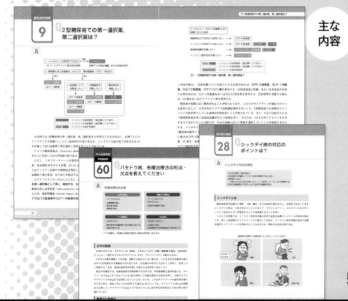

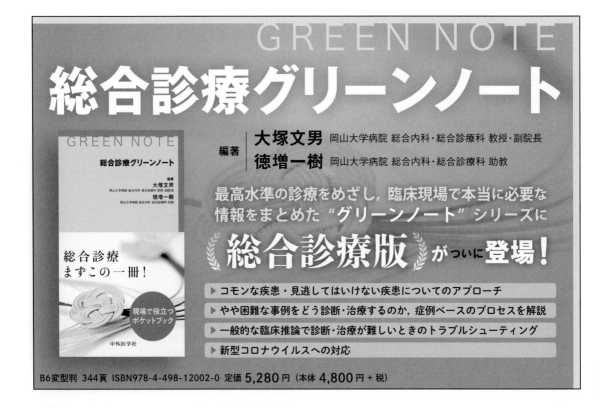

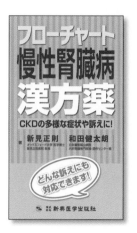
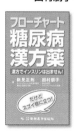
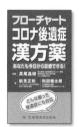

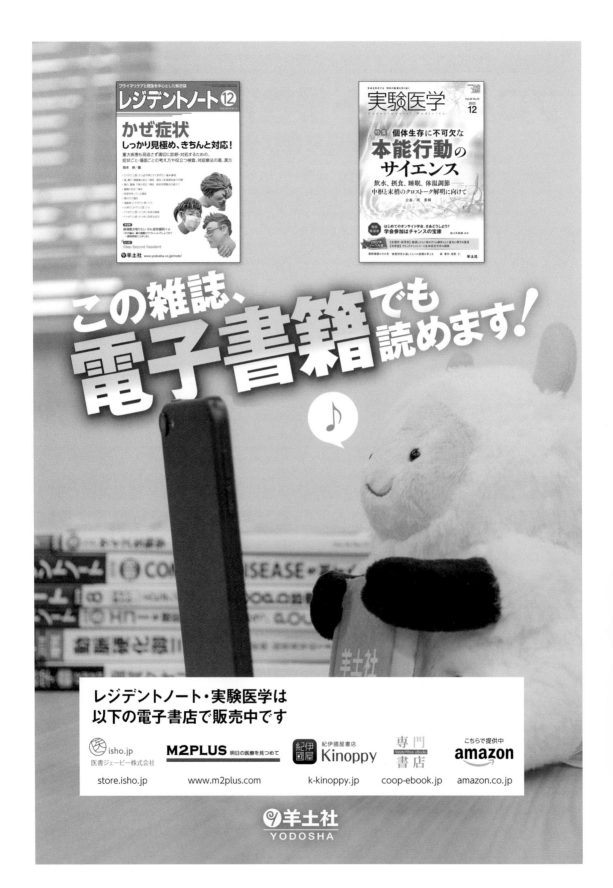

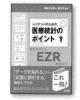

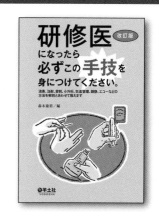

レジデントノート　3月号
掲載広告　INDEX